苦しむ患者さんから逃げない！

医療者のための
実践 スピリチュアルケア

めぐみ在宅クリニック院長 小澤竹俊 著

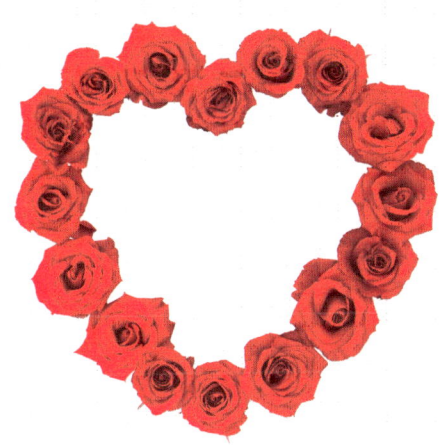

日本医事新報社

序文

少しでも患者さん・家族の力になりたい。少しでも患者さん・家族にとって良いサービスを提供したい。── 医療従事者としていつも願うことです。そのために，医師であれば病気の診断や治療に関する新しい知見を学ぶことは欠かせません。看護師でも，良い看護を展開するためにも，研修を定期的に受けていく必要があるでしょう。遺伝子レベルの研究が進み，医療の世界は日々進歩しています。一昔前ならば，治ることはないと言われていた病気が治ることによって，患者さんは社会復帰することができる時代となりました。

治る病気であれば，私たちは患者さん・家族と積極的に関わることは決して難しくありません。いくつかのステップを踏みながら，ていねいに治療を展開していけば，病状の改善を期待できるでしょう。苦しんでいた患者さんと家族が喜ぶ姿を見ることは，医療従事者として言葉では言い表すことのできない喜びです。患者さん・家族の喜ぶ顔が見たいと思うからこそ，医療に携わる者は，たとえ厳しい環境の中にあっても仕事を続ける力がわいてきます。

では，受け持ちの患者さんが治らない病気であればどうでしょうか？ どれほど最先端の医学をもってしても，すべての病気を治すことはできません。私たちが関わる患者さんの中には，進行がんであったり，難治性の心不全であったり，回復が困難な進行性の難病であったりする方がいます。たとえ生命を保つことができても，重度の障害を抱えてしまうことがあります。外傷による脊髄損傷のため，一生を下半身麻痺で過ごさないといけない患者さんがいます。脳梗塞による高次中枢障害のため，発語や嚥下が困難となり，胃瘻による経管栄養を強いられる患者さんもいます。

「元気な身体に戻りたいのです。先生，なんとか治して下さい…」

患者さんから，このように声をかけられたら，どのように返答しますか？「もう元の身体に戻ることは医学的には無理です，あきらめて下さい」と説明するでしょうか？ 「わかりました，私がなんとかしましょう」と答える

でしょうか？

リハビリをして，ある程度の自立した生活を送ることができるならば，関わる可能性が見えるかもしれません。しかし，どれほど心をこめて医療を展開しても，病気そのものを治すことができず，残された時間が限られた終末期の場合にはいかがでしょうか？

「どうして私は，この病気になったのですか？」

「私の生きる意味って何ですか？」

医療や介護の現場で従事している人であれば，一度や二度は，この言葉を聞いたことがあると思います。「なんで私が？」という問いかけは，どれほど医学や科学が発達しても答えることのできない問いかけです。安易な励ましがまったく通じない場面でもあります。

少しでも力になりたいと願いながら，なかなか気の利いた言葉が浮かばなくて，その場にとどまることがつらくなるかもしれません。何か話題を変えようと思うかもしれません。何か励ましてあげたいと思うかもしれません。しかし，相手を思えば思うほど，言葉が浮かばなくなることが多いでしょう。

安易な励ましがまったく通じない場面において，励ましではない方法で，理不尽な悩みや苦しみを抱えた患者さん・家族の力になることはできるのでしょうか？

〔課題〕

「どうして私は，この病気になったのですか？」「私の生きる意味って何ですか？」——このように安易な励ましがまったく通じない理不尽な苦しみを抱えた患者さん・家族に対して，励ましではない方法で，苦しみをやわらげる援助を多くの人にわかる言葉で簡単に説明して下さい。

この本では，不可能と思われるこの課題に対して，わかりやすい形でその可能性を提示してみたいと思います。

そんなことできるのですか？　と疑う人もいるでしょう。

私は，横浜甦生病院ホスピス病棟で働いている時代に，当時東海大学で教えられていた村田久行先生（現京都ノートルダム女子大学教授）から，スピリチュアルケアについて教えを受けました。村田先生は，哲学をベースに対人援助を研究され，提示されるスピリチュアルケアの理論はきわめて明快でありました。そして，励ましではない方法で，理不尽な苦しみを抱えた人が生きる力を取り戻すための援助を，理論的な枠組みで示すことを学びました。このエッセンスを，私は「いのちの授業」として小学校や中学校でも展開し，実践してきました。

終末期を迎えた患者さんを受け持ち悩んでいる人，これから緩和ケアを学び少しでも終末期の患者さん・家族の力になりたいと考えている人，どうかこの本が，あなたの力になることを祈っております。

2008年2月　めぐみ在宅クリニック院長　**小澤竹俊**

> **補足**
>
> この本では，臨床現場で，苦しむ患者さん・家族と向き合う可能性を示すために，スピリチュアルケアの理論と実際をわかりやすく紹介しました。まずは，臨床の現場で，苦しむ人に対して，逃げないで向き合う誰かが必要だと思うからです。しかし，スピリチュアルケアを必要とする患者さん・家族の中には，精神科専門医の診察を必要とする場合があります。向き合い，話を聴くこと，関わることはとても大切なことですが，すべてを解決することは困難なことがあります。患者さん・家族の状況によっては，専門医の診断の上で抗うつ薬や抗不安薬を必要とする場合があることを銘記すべきです。
>
> この本で紹介するスピリチュアルケアの理論的な枠組みや援助的コミュニケーションは，村田久行先生（京都ノートルダム女子大学教授）より教えていただいたものです。そして，村田先生の考えをベースに，私が，よりわかりやすく説明を加えたものです。村田先生の文献は191頁に紹介してありますので，参照下さい。

第1章 ● 緩和ケアが広がるために　1

- 1-1　はじめに　1
- 1-2　苦しむ誰かの力になるために　2
- 1-3　緩和ケアが普及するために必要なパラダイムシフト　4
- 1-4　苦しみの本質　5
- 1-5　スピリチュアルペイン　9
- 1-6　［補足］精神的な苦しみとスピリチュアルペインの違いについて　11

第2章 ● スピリチュアルペインを理解するための認識論　12

- 2-1　正しい認識とは　13
- 2-2　信念対立の基本構造　18

第3章 ● 信念対立を克服するための現象学　21

- 3-1　現象学的認識とスピリチュアルケア　22
- 3-2　死を前にして「穏やかである」と認識できる確信成立条件　28

第4章 ● スピリチュアルケアを理解するための存在論とスピリチュアルペイン　32

- 4-1　穏やかであると認識できる確信成立条件（3つの概念）　33
- 4-2　将来の夢（時間存在）　33

4-3	将来の夢を失う苦しみ（時間存在を失うスピリチュアルペイン）	35
4-4	支えとなる関係（関係存在）	36
4-5	関係の支えを失う苦しみ （関係存在を失うスピリチュアルペイン）	39
4-6	自己決定できる自由（自律存在）	41
4-7	自律の概念の歴史	42
4-8	自律と自立	44
4-9	自立を失っても，自律は失わない	45
4-10	ゆだねること，手放すことも自律の1つである	46
4-11	自己決定できる自由を失う苦しみ （自律存在を失うスピリチュアルペイン）	48

第5章 ◉ 事例を通して学ぶ3つの存在論　51

5-1	事例提示（基礎編）	51
5-2	事例提示（応用編）	58

第6章 ◉ 3つの柱で支えられた平面モデル　65

6-1	3つの柱で支えられた平面モデル作成の背景 （スピリチュアルペインをイメージする）	65
6-2	3つの柱で支えられた平面モデル	66
6-3	将来の夢を失うとき	67

6-4	スピリチュアルケアをイメージする	70
6-5	スピリチュアルケアは，平面が傾いた人のためのケアだけではありません	72
6-6	3つの柱による平面モデルの課題	74
6-7	第6章のまとめ	76

第7章 ◉ 援助的コミュニケーション　78

7-1	苦しむ人の前で私たちにできること	79
7-2	理解・共感とは？	80
7-3	理解するのではなく，理解者になることはできる	84
7-4	相手を理解したと思うとき，人は話を聴かなくなる	86
7-5	理解者になるための聴き方（第1段階：反復）	88
7-6	理解者になるための聴き方（第2段階：沈黙）	90
7-7	理解者になるための聴き方（第3段階：問いかけ）	92
7-8	演習	94
7-9	第7章のまとめ	97

第8章 ◉ 会話記録による学び（良い聴き手になるために）　99

| 8-1 | 事例紹介：Mさん（80代，女性） | 99 |
| 8-2 | 会話記録から学ぶこと | 104 |

8-3	ケアマネジャーの応答について	105
8-4	ヘルパーの対応について	106
8-5	O医師の対応について	107

第9章 ◉ スピリチュアルペインのアセスメントとケアの実際　113

| 9-1 | スピリチュアルケアを会話として行うための注意点 | 113 |
| 9-2 | 会話記録をもとにしたスピリチュアルペインのアセスメントとスピリチュアルケアの実際 | 114 |

第10章 ◉ スピリチュアルペインのアセスメントとケアの実際〈応用編〉　131

10-1	事例①：自分が全部受け入れたんです，ここまでにならないと納得できませんでしたと語られたMさん	131
10-2	事例①の会話記録から学ぶこと(1)〜良い聴き手になるために	135
10-3	事例①の会話記録から学ぶこと(2)〜支えを強めるために	139
10-4	事例①のまとめ	145
10-5	事例①-2：X年7月X日の3日後の会話	146
10-6	事例①-2の会話記録から学ぶこと(1)〜良い聴き手になるために	150
10-7	事例①-2の会話記録から学ぶこと(2)〜支えを強めるために	151
10-8	事例①-2のまとめ	158
10-9	事例②：最高の人生であり，悔いは一切ありませんと語られたLさん	159

10-10	事例②の会話記録から学ぶこと(1)〜良い聴き手になるために…	162
10-11	事例②の会話記録から学ぶこと(2)〜支えを強めるために ………	163
10-12	事例②のまとめ ………………………………………………………	166
10-13	事例③：最期まで悪あがきをしたいと希望されたNさん …………	167
10-14	事例③の会話記録から学ぶこと(1)〜良い聴き手になるために…	171
10-15	事例③の会話記録から学ぶこと(2)〜支えを強めるために ………	174
10-16	事例③のまとめ ………………………………………………………	178

第11章 ◉ 援助者のスピリチュアルペイン　　180

11-1	力になりたいと願いながら，力になれない苦しみ ………………………	181
11-2	誰かの支えになろうとする人こそ，一番，支えを必要としている …	183
11-3	私にとっての支えとは ………………………………………………………	187
11-4	上下から水平へ ………………………………………………………………	189
11-5	弱さ・無力の持つ確かな力 …………………………………………………	190

- 参考文献 ……………………………………………………………………… 191
- あとがき ……………………………………………………………………… 193
- 索引 …………………………………………………………………………… 196

緩和ケアが広がるために

1-1 はじめに

緩和ケアが大切であることが，認められてきました。2007年4月1日より，がん対策基本法が施行され，緩和ケアが全国のどの地域でも展開されていくということが現実のものとなりつつあります。特に痛みの緩和については，まだ課題があるものの，一昔前に比べれば改善しつつあると思います。しかし，緩和ケアが苦手であると考える医療従事者も少なくありません。その理由の1つに，「どのように声をかけてよいかわからないから」「だんだん弱くなっていく患者さんのそばにいても，何もしてあげることができないから」という声を聞きます。適切な緩和ケアが全国に展開されるためには，ただ単に痛み止めだけの知識を身につければよいとは思いません。どれほど身体的な痛みがやわらいだとしても，死を前に現れる不安定な心の苦しみに対しての対処方法を知らないと，関わろうとする援助者も，ともに苦しむことでしょう。

患者さん（Aさん，73歳男性）を紹介します。
「初めて大腸がんという病名を知ったときには，まさか自分がなるとは思っていませんでした」
初回訪問時にこの男性は，遠くを見つめながらボソッとつぶやきました。
「今まで，大きな病気は1つもしませんでした。私の家族はがん家系

ではありませんし，食事も今まで気を遣っていました。お酒も飲みません。たばこも吸いません。ですから，品行方正だと思います。しいて言えば，検査を行わなかったぐらいでしょうか。だから，初めてがんと診断を受けたときには，どうして自分ががんになったのだろうと思いました。だって，今までずっと健康で生きてきたのですよ。風邪もひかないで70年間生きてきました。この自分が，どうしてがんになったのだろう…。今でも，まだ信じることができません。なんで私なのでしょうか？」

医療の現場で働くとき，このような話をしばしば聞くことはありませんか？ このように問いかけられたとき，なんて答えてよいかわからずに，言葉を失うことはありませんか？

自分のいのちが限られるとき，健康があたりまえであったときとはまったく違う感覚を覚えます。

1-2 苦しむ誰かの力になるために

あらためて，この本で紹介したいテーマを確認します。

> 治すことのできる患者さんだけではなく，たとえ病気そのものをすっかり治すことができなくなったとしても，苦しむ誰かの力になりたいと思い続けることができるために，私たち援助者に何ができるのでしょうか？

一般的に，苦しむ誰かの力になるためには，苦しみの原因となっている問題を解決することで，良い結果を提供しようとします。

激しい咳のために夜も眠れない日々が続いていたBさん（女性25歳）がいました。風邪と思って市販薬を内服していましたが，いっこうに改善の兆しがありません。そこで，内科外来を受診した結果，気管支喘息と診断され，吸入ステロイドを処方されました。すると，吸入

ステロイドを開始して2日目には，驚くほどに咳が改善しました。夜眠れるようになっただけではなく，昼間運動しても息が苦しくなくなりました。眠れないほどの咳で苦しんでいたBさんがすっかり元気になった様子をみて，主治医の先生はうれしく思いました。

このBさんの場合，援助者である医師は，苦しみの原因となっている問題（気管支喘息発作）を吸入ステロイドで解決することで，夜眠れるようになったという良い結果をもたらすことができます。咳で夜も眠れないほどに苦しかったBさんの力になりたいと願うとき，苦しみの原因を改善することで，力になることができました。

このように，苦しみの原因となっている問題を解決できるときはよいのですが，もし，問題を解決できない場合にはどうしたらよいのでしょうか？

激しい咳のために，夜も眠れない日々が続いていたCさん（男性42歳）がいました。風邪と思って市販薬を内服していましたが，いっこうに改善の兆しがありません。そこで，内科外来を受診した結果，肺がん，脳転移と診断されました。がん拠点病院にて全脳照射を受けて，脳転移についての症状緩和を受けることができましたが，原発の肺の病巣については，治療抵抗性でした。相変わらず頑固な咳をやわらげることはできませんでした。

担当の先生は，頭をかかえてしまいました。どうしたらよいのだろうか？と。少しでもCさんの力になりたいと願っていながら，病気を治すことができません。気管支喘息の咳であれば，治す手だてを考えることができても，肺がんに伴う様々な問題をすっかり解決することはできません。手だてを失った先生は，Cさんに会うことがつらくなりました。Cさんの力になりたいと思いながら，力になることができないと思ったからです。

1-3　緩和ケアが普及するために必要なパラダイムシフト

　苦しむ誰かの力になりたいと願いながら，問題となっている原因を解決できないとき，苦しむ人と関わることが難しく感じることでしょう。この問題を解決できない限り，たとえ，がん対策基本法が施行されても，適切な緩和ケアが普及する可能性は厳しいと考えています。緩和ケアは，単に痛み止めだけの医療ではありません。もちろん，激しい痛みを緩和する知識は大切です。しかし，どれほど痛みの緩和に対する知識が普及したとしても，苦しむ人の力になることが難しいとしか思えないとき，心から苦しむ人と向き合っていこうとする人は増えないでしょう。

　私は，緩和ケアが普及するためには，この「力になりたいけれど，原因となる病気を治せない」という問題をクリアしなければいけないと考えています。

　パラダイムシフトという言葉があります。その時代や分野において支配的規範となる「物の見方やとらえ方」が，革命的かつ非連続的に変化することを指す言葉です。有名なパラダイムシフトとしては，16世紀の天動説から地動説への変化があります。地動説が出るまでは，地球が動いているなどと考える人はほとんどいませんでした。あたりまえに生活しているこの地面が，実はものすごいスピードで動いているなんて，誰でも信じないことですよね。その考えが，望遠鏡による綿密な観察で一変していきます。

　緩和ケアが普及するためには，「**たとえ苦しみの原因となっている病気を治すことができなくても，なお私たちが苦しむ人の力になることができる**」と思えるパラダイムシフトが求められると，私は考えています。

　このパラダイムシフトが展開されていくためには，自然科学だけでは不十分です。形而上的な問題を含むために，哲学的なアプローチが必要になってきます。特に，物事を認識するということを扱う「認識論」

が大切になってくるのですが，このあたりは第2章から詳しく見ていきたいと思います。

1-4 苦しみの本質

さて，少しずつ，哲学的な話題に触れていきたいと思います。
苦しむ人の力になりたいと思うとき，私たちは，ただ単に患者さん・家族の表面的な訴えをとらえるのではなく，苦しむ人の苦しみに意識をあてて，苦しみの本質をとらえていきたいと考えます。
では，苦しみの本質とはどんなことでしょうか？
事例を3つ紹介した上で，考えてみたいと思います。

▶今苦しいことは，朝起きることです。
▶今苦しいことは，患者さんに思うようなケアが提供できないことです。
▶今苦しいことは，花粉症です。

ここに，三人三様の苦しいことを提示しました。この3人の苦しみに共通する本質をわかりやすい言葉で表現できるでしょうか？　ひとりひとり異なる苦しみであっても，共通する本質を，なるべくわかりやすい言葉で，100人中少なくても95人が，OKと答えてもらえるような言葉で表現できることをめざしたいと思います。
さて，皆さんいかがでしょうか？
ここでは，次のように表現してみたいと思います。

> 苦しみとは，希望と現実の開きである。

朝起きることが苦しい人は，希望としてはもっと昼まで寝ていたいと希望していても，現実には起きなくてはならず，この開きが苦しみの本質として表すことができます。患者さんに思うようなケアが提供で

きないことが苦しい人は、希望として、もっと良いケアを患者さんに提供したいと願っても、実際には、思うようなケアを提供できない現実がある。この開きが苦しみの本質として表すことができます。花粉症で苦しむ人は、希望として鼻がスースーするとよいと願いながら、実際にはズルズルするという現実があり、この開きが苦しみの本質として表すことができます。

苦しむ人の力になりたいと思うとき、私たちは、まず苦しむ人の苦しみの本質をとらえたいと思います。つまり、苦しむ人の希望とはどんな希望なのか、また苦しむ人の現実とはどのような現実なのかを把握していきたいと思います。そのように、苦しみの本質をとらえた上で、初めて苦しみをやわらげる援助の可能性が見えてくることでしょう。

では、次に挙げる例題の苦しみを希望と現実の開きとして提示してみて下さい。

例題① 来年の春に子どもが無事に希望の大学に進学できるかが心配です。
　↓答え
　希望 来年の春に子どもが無事に希望の大学に進学できるとよい。
　現実 実際に今の成績で希望の大学に入れるかわからない。
　もし、模擬試験の成績が良くて、希望の大学に入る可能性が高い場合には、希望と現実の開きは小さくなりますが、もし成績がきわめて不振であれば、希望と現実の開きが大きくなり、苦しみはより大きくなると考えます。

例題② 主人が健康でいてくれればよいのですが、毎晩5合のお酒を飲んだり、たばこを2箱も吸ったりしているのです。
　↓答え
　希望 主人が健康でいてくれればよい。

> **現実** 毎晩5合のお酒を飲んだり，たばこを2箱も吸ったりしていて，健康が心配である。

不摂生のお父さんを心配するお母さんはたくさんいることと思います。たばこやお酒などの嗜好品は，しばしば健康を損なうことを知りながら，止められない人がいます。どれほど注意してもいっこうに聞く耳を持たないご主人を前に，心配する奥様の苦しみは，上記のような問いかけになるのだと思います。

例題③ 最近，すぐにものを忘れてしまって困るのです。あっちを向いたらもうわからなくなってしまう。

↓答え

> **希望** ものを忘れないで覚えていたい。

> **現実** すぐにものを忘れてしまう。あっちを向いたらもうわからなくなってしまう現実がある。

しばしば臨床の現場で聞くフレーズですね。ものを忘れてしまう，人の名前が出てこない，用事があって席を立った瞬間に何をするのかを忘れてしまう…。このように「忘れる」という苦しみも，希望と現実の開きとして取り出すことが可能です。

実際の臨床の現場では，このような短い文章を扱うことはありません。話の流れの中から，苦しみの本質をつかんでいく必要があります。次に，臨床の現場の会話を提示してみたいと思います。会話から提示される患者さんの苦しみを，希望と現実の開きとしてつかめたらOKです。

例題④ Dさん：40代，女性，乳がん。K：看護師

> **D1** 昨日，久しぶりに友人が面会に来てくれました。

> **K1** 昨日，友人が面会に来てくれたのですね。

D2 はい，もう20年ぶりになるでしょうか。高校時代の同級生です。一緒にバスケットボールをやっていました。

K2 20年ぶりなのですね。高校時代の同級生で，一緒にバスケットボールをやっていたのですね。

D3 そうなのです。彼女は，今でもバスケをしているって話をしていました。でも私，こんな身体になってしまって，もう運動は無理かなぁと思ったら，なんだか急に寂しくなってしまいました。

↓答え

希望 本当は，友人のようにバスケットボールなどの運動をしてみたい。

現実 こんな身体になってしまって，もう運動は無理ではないか…という思いがある。

何気なく，会話を流して読むと，見逃してしまうような内容でも，苦しみに意識をあてて読んでみると見えてくることがあります。Dさんの希望は何か？ ということと，Dさんの現実は何かを意識しながら読んでみると，いかがでしょうか？ Dさんの苦しみがより明確に伝わってきますね。

例題⑤ Eさん：60代，男性。O：医師

E1 昨日，息が苦しくて，もうだめかと思いました。

O1 昨日のことですね。息が苦しくて，もうだめかと思ったのですね。

E2 ええ，あのときはそう思いました。

（沈黙）

夫婦仲良くやってきました。今まで私が病弱な家内の面倒をみてきたのです。私がいないと家内ひとりでは生きていけない，だから，家内を残して私が逝くわけにはいかないと思ってがん

ばってきました。でも，こんなにやせてしまって…。
O2 ▶ 夫婦仲良くやってきたのですね。今までEさんが奥様の面倒をみてきたのですね。そして，奥様を残してEさんは逝くわけにはいかないと思ってがんばってきたのですね。
E3 ▶ ええ，そうなんです。…でも，頭ではわかっているんです，もう時間がないこと。だから，家内に会うと，申し訳ない思いがいっぱいになって，情けなくなるんです。（涙）

↓答え

希望 ▶ 奥様の面倒をみていたい。
現実 ▶ もう時間がない（奥様の面倒をみることができない）。

　表面的に会話を流して読むと，奥様に会うことが苦しいととらえる人もいるかもしれません。しかし，Eさんの希望とは何かを意識してよく読めば，奥様の面倒をみたいと思って，がんばってきたと話されています。つまり，Eさんは奥様の面倒をみたいと希望しているのです。しかし，現実には，病状が進み，こんなにやせてしまって，もう時間がないことを頭では理解されているのです。ですから，この会話でEさんの苦しみを考えるとき，表面的には，「奥様に会うことがつらい」ことになりますが，「奥様の面倒をみたいと希望しても，それが難しくなってきている現実がある」と把握したほうが，よりEさんの苦しみを本質としてとらえることができると考えます。
　いかがでしょうか？　何気ない会話でも，苦しみの本質とは何かを意識して聴いていくとき，今まで気づかなかった大切なことが見えてくることでしょう。

1-5　スピリチュアルペイン

　苦しみの本質を紹介してきました。ここからは，この本のテーマであるスピリチュアルペインについて紹介していきたいと思います。ス

ピリチュアルペインと聞いてどんなイメージを持たれるでしょうか？テレビや本などのいわゆるヒーリングの世界で扱われる用語として認識される方も多いかもしれません。ホスピス・緩和ケアの専門家の中にも、スピリチュアルペインを長年研究されている先生がいます。欧米の文献をていねいにまとめられたり、日本的な文化をふまえて研究されたりしています。

この本でもスピリチュアルペインという言葉を紹介しますが、ここでは、本章の冒頭に紹介したAさんの話された問いかけ「この自分が、どうしてがんになったのだろう…、なんで私なのでしょうか？」に対して、どのように向き合っていくかを考えるヒントとして、スピリチュアルペインを考えていきたいと思います。ここで紹介したいポイントは、臨床の現場で働いている医師・看護師・薬剤師・理学療法士・作業療法士あるいはケアマネジャーやヘルパーの方々に、スピリチュアルペインに対する関心を持っていただくとともに、Aさんの訴えに向き合える可能性をはっきりとつかめるものにしたいということです。つまり、あまり難しい言葉や難解な解説で紹介するのではなく、臨床の第一線の現場で誰かの力になりたいと働いている者が実際に使える内容として、わかりやすく提示してみたいと思います。

この思いを現実のものにするために、私は、京都ノートルダム女子大学の村田久行先生からスピリチュアルペインとスピリチュアルケアについて、理論的な枠組みと具体的な援助方法を学んできました。この本では、村田先生の教えをもとにスピリチュアルケアの可能性を紹介していきます。村田先生は、現象学をベースに対人援助を研究されている方です。私は横浜甦生病院に在籍中に村田先生よりスピリチュアルケアの指導を受ける機会がありました。

では、スピリチュアルペインをどのように把握するかといえば「存在と意味の消滅から生じる苦痛」ととらえます。少し哲学的な表現ですので、これだけですっきり理解することは難しいかもしれません。し

かし，なるべくシンプルにとらえていくところに，このスピリチュアルペインの定義の魅力があります。この定義を自分のものとするためには，「存在とは何か？」とか「意味（ここでは生きる意味）とは何か？」という哲学的な問題と取り組まなくてはいけません。しかし，ご心配なく。第2章より，できる限りわかりやすい表現で，この難解なテーマを紹介していきたいと思います。

1-6 [補足] 精神的な苦しみとスピリチュアルペインの違いについて

よく聞かれる質問の1つに「精神的な苦しみとスピリチュアルな苦しみとはどのような違いがあるのでしょうか？」との質問があります。ここでは，定義に従ってその違いを説明してみたいと思います。

まず，スピリチュアルな苦しみの定義は，「自己の存在と意味の消滅から生じる苦痛」ととらえます。何らかの理由で，自分の存在を失うような苦しみが生じたとき，その苦しみをスピリチュアルペインととらえます。この1点だけで，私は精神的な苦しみとスピリチュアルな苦しみを区別することができると考えています。

失恋をした青年が，失恋のショックのため，夜間不眠，食欲低下，身体の倦怠感を訴えました。朝起きることがつらく，仕事も手につかない状態は，失恋によるうつ状態ととらえるならば，精神的な苦しみと考えてよいでしょう。しかし，この青年が，もう生きる意味を失い死んでしまいたいと希望して高いビルから飛び降りようとしたら，存在と意味の消滅が生じたと考え，スピリチュアルペインと考えます。

同様に，身体の痛みがつらいとき，身体的な苦しみととらえます。しかし，あまりの痛みのために，早く死んでしまいたいと希望するとき，身体的な苦しみと同時に存在と意味の消滅が生じたと判断し，スピリチュアルペインを含むと考えます。

このように，臨床の現場では，スピリチュアルな苦しみは，他の身体的，精神的，社会的な苦しみと連関しながら，現れることがあります。

2 スピリチュアルペインを理解するための認識論

スピリチュアルペインを理解するために，この章ではちょっとだけ哲学の話をしたいと思います。ここでのテーマは，何かを「認識する」ということです。何かを「認識する」ということを考えることは，スピリチュアルケアを行う上において，きわめて大きな役割を果たします。大げさな言い方をすれば，認識論を理解して，初めてスピリチュアルペインを評価し，計画性を持ってケアプランが立てられると言ってもいいでしょう。

私たちは，あたりまえに目の前にあるものを認識することができます。目の前に本があるとか，その後ろに机があって，その上には飲みかけのコーヒーが入ったマグカップが置いてあるとか。こんなあたりまえのことを考える必要があるのかと感じる人もいるかもしれませんね。確かに，認識する対象が，本とか机とかマグカップならばよいかもしれません。しかし，認識する対象が，自分が死んでしまうことや，大切な家族と別れてしまうことであればいかがでしょうか？ この場合には簡単にすませることができないでしょう。

あらためて，ここで何かを認識するということを考えてみたいと思います。何かを認識するプロセスを理解することで，死を前に苦しむ患者さん・家族の援助の可能性が見えてくるはずです。少し哲学的な話なので，苦手に思う人もいるかもしれませんが，どうかお付き合い下さい。

2-1　正しい認識とは

認識という言葉を辞書で引くと，人間が理性の働きによって事物の性質や，事物と他の事物との関係などについて正しい判断を持つこと，と書いてあります。これを，私の言葉で言い換えると，認識とは，何か対象となるものXをYであると認めること，そして，正しい認識とはXとYが一致することです。具体的には，目の前にある赤くて丸いもの（X）は，リンゴ（Y）であると認識するとか，目の前にいる患者さん（X）は高血圧と糖尿病を2年間患っている（Y）と認識する，という具合です。リンゴの場合には，食べてみれば本物か偽物かはわかるでしょうが，患者さんの正しい診断はいかがでしょうか？ それぞれ診断基準に照らし合わせて，確かに目の前の患者さんが，高血圧と糖尿病を患っていると診断しなくてはいけません。

あらためて，正しい認識とはどのようなものでしょうか？ ここでは，簡単に哲学史を復習してみたいと思います。

1つ例題を出します。どちらが正しい認識でしょうか？

例題①　(1) 太陽を中心に地球が太陽のまわりを回っている（地動説）。
(2) 地球を中心に太陽が地球のまわりを回っている（天動説）。

答えは，太陽を中心に地球が太陽のまわりを回っている，ですね。自然科学の発達した21世紀の社会では，小学生でもわかっているこの問題ですが，今から約500年以上前の西洋の社会では，違っていました。もし，地球が太陽のまわりを回っているなどと言ったら，火あぶりの刑で厳しく罰せられました。その当時の正しい理解とは，ローマ教皇を中心とした教会の考えでした（その後，約500年たった1992年，ローマ教皇ヨハネ・パウロ2世は，ガリレオの地動説を断罪した宗教裁判のあやまちを公式に認め謝罪しました）。たとえ，望遠鏡などで惑星の動きや水星・金星のかげ（水星や金星を望遠鏡で見ると三日月

のように満ち欠けがあります）や大きさをていねいに観察して地動説が正しいと思っても，正しい認識として認めてもらえませんでした。ガリレオ・ガリレイが地動説を唱えて裁判にかけられ，天動説が正しく，地動説が間違っていたと証言させられたあと，それでも地球は回っていると言った話は有名です（これはどうやらフィクションのようですが）。

この考えを打破したのが，哲学の父と言われるデカルトです。デカルトは，正しい認識を疑いました。今まで言われてきたすべてのことを疑うことから始めました。すると，日常のほとんどすべてのものを疑うことができることに気づきました。目の前にある本も机も，鏡に映った自分の姿も疑うことができるのです。なぜならば，夢を見ているのかもしれないとデカルトは考えました。今見えているあたりまえの光景が，実は夢の中であって，次の瞬間，目が覚めると，まったく違う社会で生活をしているのかもしれない…と。

話は脱線しますが，「マトリックス」という映画（ウォシャウスキー兄弟監督，1999年9月日本公開）がありました。ストーリーがよくわからないという感想を聞くこともありますが，私は，良くできた映画だと素直に思いました。あたりまえに思っている社会が，実は仮想現実であり，実は人間がコンピュータに操られて夢を見ているだけに過ぎない。実際の社会は，コンピュータが支配し，街は荒廃して，実際の人間の多くはコンピュータに養殖されている…，そんな話です。まさに，デカルトの話と似ていますね。

さて，話をデカルトに戻します。彼はいろいろ疑う中で，唯一疑えないものを発見します。それは，考えている自分の存在です。目に見えるすべてのものを疑うことはできても，いま疑ったり考えたりしている自分の意識の存在だけでは疑うことができない。彼が残した有名な言葉，「我思う故に我有り」は，明晰な頭で考えている自分の意識は，確実に認めることができるというものです。

この視点が，自然科学の始まりとなりました。つまり，明晰な自分の

意識で観察していくことが，正しい認識である。そして，仮説をたてて，実験を行い，観察を行っていくことで，いろいろなことがわかっていきました。18世紀から始まった自然科学の発達は，それまで信じられてきた世界観を一変します。産業革命を通して，近代化が進みます。そして，科学万能と思われるようになりました。

ここでの正しい認識は，仮説をたてて検証していく観察という方法です。医学もこの方法で発達しました。病気の診断も，治療効果も，すべて観察をもとに認識されていきます。この方法を用いることで，たとえ，診察する医師が異なっても，同じ患者さんをみて，共通の診断基準をもとに，正確に患者さんの病気の診断を行うことができます。

さて，哲学の世界では，認識論は，こんなに簡単に話はすみません。デカルトの後，イギリス経験論と，大陸合理論に2分されていきますが，詳細はこの本の範囲を超えてしまいますので省きます。カントとニーチェという哲学者を紹介したいのですが，ここでは次の例題を通して，彼らの認識論を紹介していきたいと思います。

どちらの認識が正しいでしょうか？

例題② (1) お雑煮は，お餅は焼いてから入れたほうがおいしい。
(2) お雑煮は，お餅は生のまま煮たほうがおいしい。

例題③ (1) プロ野球は，巨人が勝つとうれしい。
(2) プロ野球は，阪神が勝つとうれしい。

例題④ (1) 死は，とても怖いものである。
(2) 死は，それほど怖いものではない。
(3) 死は，怖いこともあれば，怖くないこともある。

例題を見て，皆さんはどのように感じたでしょうか？　お雑煮は食べないという人もいるでしょうし，プロ野球は好きでないという人もいるでしょうが，難しく考えずに，どちらが正しい認識と言えるか？とお考え下さい。

もし，仮説をたてて検証していく方法であれば，世論調査を行います。無作為にサンプルを抽出して調査を行い，それぞれの質問に答えてもらいます。そして，統計学的な有意差をもって，お雑煮は，お餅を焼いてから食べたほうがおいしいとか，プロ野球はどの球団が勝つとうれしいとか，死はとても怖いものであるという認識が有意差をもって正しいと言う人もいるでしょう。正確に言えば，有意差をもって，この考えを支持する人が多いということですが…。

私は，個人的にはお雑煮のお餅は焼いてから入れるほうがおいしいと思いますが，地域によっては，まったく逆の意見が大多数を占めることでしょう。同じように，プロ野球のどの球団の勝利をうれしいと思うかも，地域によって異なることでしょう。

お雑煮とか，プロ野球のような問題であれば，ある意味，それほど大きな問題として取り上げる必要はないでしょう。どっちでも良いじゃないか…と言われそうですね。しかし，これが死を扱う問題であればいかがでしょう。ちょっと話は複雑になります。

ある人は，確かに死はとても怖いものであると言います。しかし，別な人は，死そのものは，決して怖いとは思いませんと，断言する人もいます。この場合，どちらかが間違った認識をしていると言い切れるでしょうか？

さて，ここで，先ほどの2人の哲学者を紹介します。ひとりはカント，そしてもうひとりはニーチェです。

カントは，それまで認識論で二分していたイギリス経験論と大陸合理論を見事に融合していきます。それまで難攻不落と言われていた形而上的な問題（宇宙のはてはあるのか？とか，死んだらどこに行くのだ

ろう？など)を，アンチノミーという考えで一蹴します。一言で言うと，人間には正しい認識はできないということです。正しい認識ができるのは，神のみであり，人間には制限された認識しかできないことを示しました。

1つの喩えを紹介します。私たちには，聞こえる音の周波数が決まっています。ある周波数を超えた高い音は聞くことができません。しかし，人間には聞こえない高い音を犬は聞くことができます。犬笛という笛があります。この笛は，人間には聞こえない高い周波数の音を出すことができます。ですから，私が犬を連れ，夕暮れどきの海を眺めながら静かに本を読んでいて，穏やかな時間と感じていても，もし，近くに犬笛を吹く子どもがいれば，私の横にいる犬はうるさくてたまらないことでしょう。犬には，犬笛の音が聞こえるからです。いくら，私の横にいる犬がうるさくてたまらなくても，犬笛の周波数の音を聞くことのできない私は，その瞬間を「静かな時間であることが正しい」と認識することでしょう。

このように，カントは，人間には制限された認識しかできないことを指摘し，時間や空間の概念を超えた形而上的な問題は，人間の認識では正確にとらえることができないことを示しました。

ニーチェは，まったく違った考えを提示しました。ある意味では，それまでの考えを根底から覆すようなアイディアと言っていいでしょう。なぜならば，彼の発想は，正しい認識なんてない，あるのは，強力な解釈であるということだったからです。言い換えるならば，声の大きいほうが勝ちといった考えです。それまでの哲学は，正しい認識とは？という問いかけを延々と行ってきたのですが，彼は，その前提を覆したと言っていいでしょう。

1つの喩えを紹介します。イラク戦争が始まる前，ある国はイラクに大量破壊兵器があると国連で報告しました。当時のイラク政府は，大量破壊兵器はないことを繰り返し訴えましたが，諸外国には認めても

らうことはできませんでした。その結果、イラク戦争が始まったことは、周知のことです。戦争を始めてみて、結局イラクには大量破壊兵器はなかったことが明らかになったこともご存知の通りです。

正しい認識とは何でしょうか？ この本は、政治的な問題を扱う本ではないので、これ以上の解説は避けたいと思いますが、声の大きいほうが勝ちであり、正しい認識ではなく、強力な解釈が、「正しい認識」という世論になると考えるニーチェのアイディアは、正当性があるように見えます。

2-2　信念対立の基本構造

さて、今まで紹介してきた認識の考えを、死は怖いか怖くないかという問題をもとに展開していきましょう。3人の人がいます。Aさんは、死はとても怖いと考えていました。Bさんは、死はそれほど怖いものではないと考えていました。そしてCさんは、死は怖いこともあれば、怖くないこともあると考えていました。この3人の死に対する認識について考えてみたいと思います(図2-1)。

まず自然科学的な考えは、3人の死に対する認識のうち、科学的な根拠をもとに、誰が正しい認識かを確かめる考えです。自然科学を代表とする方法で、仮説をたてて、実験を行い、検証していく考え方です。実際には、無作為に5000人を抽出し、死生観について調査を行います。そして、統計学的な検定を行った上で、「死は怖い」とか、「死は怖くない」という認識が有意差をもって多いことを示すことができるでしょう。もし有意差をもってAさんの意見が多ければ、Aさんの認識が正しくて、BさんもCさんも間違っていることになります。はたして、大多数の意見だから、その考えが正しいと言い切っていいのでしょうか？ もし、100人中95人が死は怖いと認識しても、残りの5人が間違っていると言い切れるでしょうか？ 地動説と天動説のような場合は、科学的な根拠をもとに正しい認識について検証すること

ができますが，お雑煮やプロ野球の喩えで紹介したように，形而上的な問題は，どちらが正しいと言い切ることはできません。

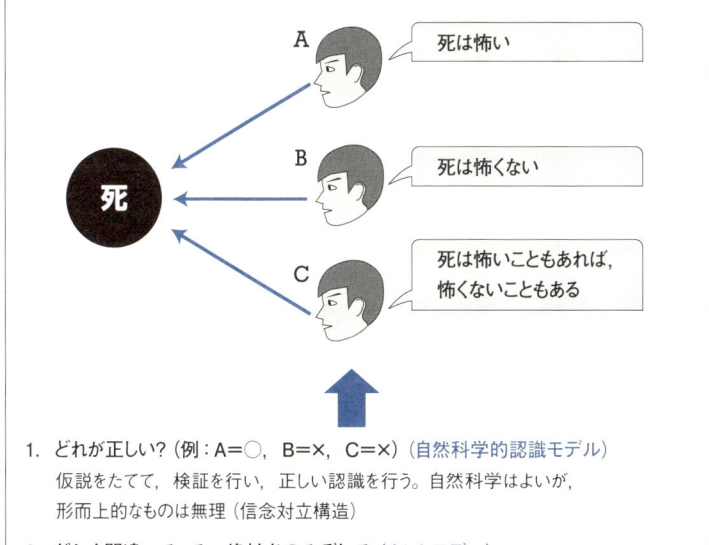

〈図2-1〉信念対立の基本構造

カントモデルは，人間には正しい認識ができないというものです。いくら人間が頭をひねっても，しょせん認識できる能力には限界がある。ですから，Aさんの考えも，Bさんの考えも，Cさんの考えも，どれも正しい認識とは言えない…という考えです。確かに，一理あるように見えますね。しかし，自分の考えが正しくないと言われると，何となくすっきりしない感じもします。

ニーチェモデルは，正しい認識はなく，あるのは，強力な解釈であるという考えです。Aさん，Bさん，Cさんが，死についてお互いの意見を交換します。この場合，お互いを認め合う話し合いではなく，どの考えが一番正しいと思うかについて徹底討論します。そして，3人の中で，一番声の大きい人が勝ちという考えです。中世のヨーロッパ

で天動説が正しいとされ，地動説が厳しく罰せられた考えに近いですね。医療の世界でも，声の大きい人の意見が最終的に通ってしまうことも多いことでしょう。

医学の世界では，エビデンスに基づいた認識として，自然科学的な認識論の考えが主流ですが，政治などの社会的な問題となると，ニーチェモデルの認識論の考えが主流に思えます。この場合，いずれの認識論でも，信念対立の構造が生まれてしまいます。つまり，どれかが正しくて，いずれかが間違っているという構造です。Aさんの認識が正しいことになれば，BさんもCさんも間違った認識になります。もし，Bさんの認識が正しければ，AさんもCさんも間違った認識になります。このように，今まで紹介してきた認識論では，どれが正しいのかという問いかけに対して，誰かが正しくて，他が間違っているという信念対立を克服することはできません。

なぜ，こんな話を紹介するかというと，この問題を克服しなければ，スピリチュアルケアを展開することが困難になるからです。ある患者さんは死が怖いと言い，ある患者さんは死が怖くないと言う。様々な死生観を持ちながら，ひとりひとり異なる苦しみの中で，共通したスピリチュアルケアのプランを立てていくために，認識論における信念対立の問題を克服する必要があると思うのです。

では，認識論における信念対立の問題を克服できるのでしょうか？私は，できると考えています。私は決して哲学者ではないので，緻密に証明することはできませんが，その概要をなるべく平易に紹介することはできるのではないかと考えています。次の章では，現象学という認識論を通して，この信念対立の問題をどのように克服していくかについて述べてみたいと思います。

3

信念対立を克服するための現象学

　死を前に現れる様々な苦しみに対して，どのように向き合っていったら良い援助が行えるのか？というテーマを展開するために，この章では，認識論の話をさらに深めていきたいと思います。
　第2章では，正しい認識とは？というテーマで話を進めてきました。自然科学的な認識論は，仮説をたててていねいに観察を行い，科学的な根拠をもとに検証していく方法です。EBM（Evidence Based Medicine）の考えは，まさにこの科学的な根拠をもとにした医療です。高血圧や心不全の治療であれば，目に見える確かな根拠をもとにした治療は大切です。しかし，形而上と言われるテーマ（死は怖いか，怖くないか？）は，科学的な根拠をもとに話を進めることが困難です。カントモデルの認識論は，人間には正しい認識はできない，という考えです。人間はすべてのことを認識することはできません。たとえば可視光線は認識できても，紫外線や赤外線は認識できません。犬には認識できる高周波の音を人間は認識できません。このように，人間には制限された認識しかできず，時間や空間の概念を超えた形而上的な問題は，人間の認識では正確にとらえることができないという考えがカントモデルの認識論です。そして，ニーチェモデルの認識論は，正しい認識はなく，あるのは強力な解釈であるという考えです。乱暴な言い方を許していただければ，声の大きい人が勝ちという考え方です。ここでの問題は，いずれの認識論であっても，信念対立が生じることです。

3-1　現象学的認識とスピリチュアルケア

第2章で取り上げた例を再掲します。3人の人がいます。Aさんは，死はとても怖いと考えていました。Bさんは，死はそれほど怖いものではないと考えていました。そしてCさんは，死は怖いこともあれば，怖くないこともあると考えていました。この3人の死に対する認識について考えてみたいと思います（図3-1を参照下さい）。

先に紹介したいずれの認識方法であったとしても，誰か1人が正しくて，他の人たちは間違っていることになります。このように，認識において正否を問う形を，ここでは「信念対立が起きている」と表現します。その上で，たとえ，ひとりひとり考え方が異なったとしても，共通理解し合える部分があることを，考えてみたいと思います。

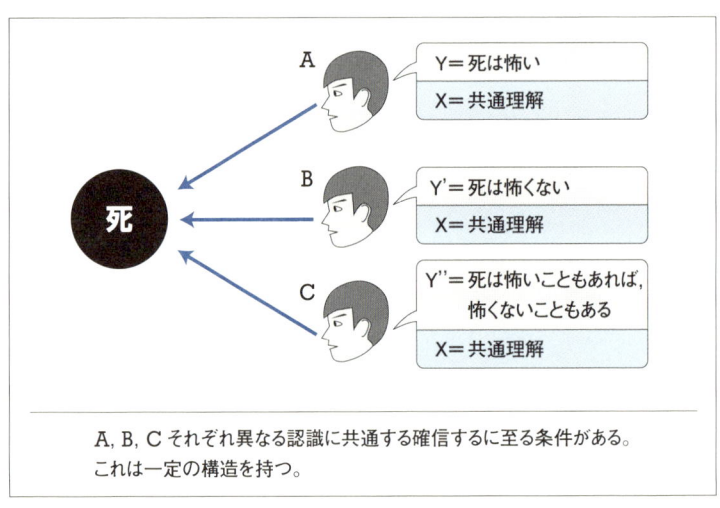

A, B, Cそれぞれ異なる認識に共通する確信するに至る条件がある。これは一定の構造を持つ。

〈図3-1〉信念対立の基本構造を克服するために

現象学という哲学は，きわめて難解なのですが，私は竹田青嗣先生（早稲田大学教授）から，フッサール哲学のエッセンスを学びました。ここで紹介する現象学理解は，竹田先生の講義と著書を通して学んだエッセンスを，終末期の臨床の現場で応用したものです。

現象学の認識では，現象学的還元というきわめて大切なテーマを押さ

えないといけないのですが，ここではなるべくわかりやすく次のように紹介をしたいと思います。

普通に認識することを現象学では自然的態度と言いますが，この自然的な態度で認識するとき，人は「リンゴがある」と認識するためには，目の前にリンゴが必要になります。

つまり，原因として目の前にリンゴがあるので，人は「リンゴがある」と認識するというわけです。あたりまえのようですが，結果としてリンゴがあると認識できるのは，原因である目の前にリンゴがあるからです。それ以外に，人が目の前にリンゴがあると認識できる可能性はあるでしょうか？　このような発想の転換が現象学理解には大切になってきます。

まず現象学では，認識そのものの視点を変えてしまいます。つまり，原因としてリンゴがあるので，結果として「リンゴがある」という自然的態度による認識方法を見直すということです。

現象学的還元は，きわめて難解で簡単に説明できるものではありませんが，なるべく平易にそのエッセンスを概説してみたいと思います。私は，常に対象物の一部しか知覚していません。つまり，対象物は，一挙に知覚するのではなく，徐々に現れてきます。そして，「意識」が連続的に現れてきたものを（志向的に）統一していって，徐々に現れたものを，「対象物」と認識します。これが現象学的還元のエッセンスです。実際には，このことに加えて，対象物の知覚には，中心となる対象物と，その周囲の背景という構造があること，知覚体験には私から対象物へと「注意を向けること」という側面があります。

なんでこんな面倒くさそうなことをするのかと言うと，この章のタイトルになっている信念対立の構造を克服するためです。ひとりひとり異なる死を前に現れる様々な思いに対して，共通したスピリチュアルケアのプランをたてていくために，どうしても現象学的な認識論を押さえておく必要があると考えるのです。

あらためて，リンゴに戻ってみます。リンゴだったら一挙に知覚できそうなものですが，それでもリンゴの裏側は見えませんね。見るだけでは堅さはわかりません。さわってみてわかることができます。このように，リンゴの様々な知覚が現れてきて，これらの知覚を統一して，目の前にあるものを「リンゴである」と認識します。

ここで紹介したいポイントは，原因として目の前にリンゴがあるからリンゴと認識するのではなく，徐々に現れる知覚を統一してリンゴであると認識するということです。このような様々な条件がそろったとき，人はリンゴと認識するということが，大切になります。この考え方を，確信成立の条件と竹田青嗣先生は紹介されております（図3-2）。

自然的態度としての認識
原因として「リンゴ」があるので，私は「リンゴがある」と認識する

現象学的還元による認識
これこれしかじかの条件があるので，私はこれをリンゴと認識する

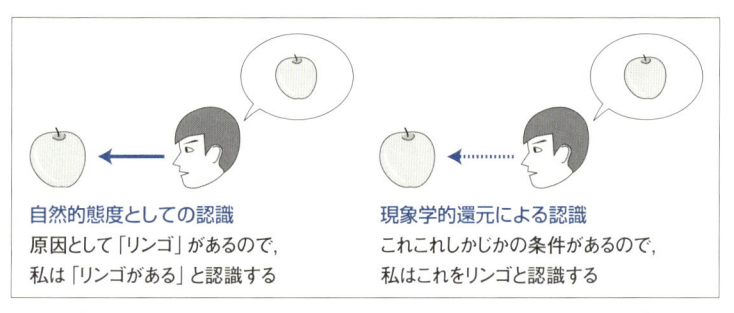

〈図3-2〉自然的態度としての認識と現象学的還元による認識

このことを竹田先生は，次のように紹介されています。——問題の中心は「正しい認識」の条件を問うことではなく，「確信成立」の条件を問うことです。そして，自然的態度による認識では，「私がことがらXを正しいと認識するのは，そもそもXが客観的な真理であるからだ」ということになります。しかし，現象学的還元による認識では，「私の中にXについてのかくかくの知識や像があるから，私はXを正しいと確信するのだ」となります。そして，この認識方法が，様々な人間の間で意見や信念が対立することの根拠や，そこから共通理解を導く可能性を取り出すことができる，と（竹田青嗣 著『はじめての現象学』海鳥社より引用）。

さて，この現象学的な認識がなぜ，終末期医療のケアに有効になるかを説明する前に，もう1つ，補助線として，次のネタを紹介したいと思います。

1997年のヒット曲にSMAPの「SHAKE」という歌があります。JASRACの許可を得て，ここでは歌詞を紹介します。

「SHAKE」　作詞：森 浩美，作曲：小森田 実，唄：SMAP

"きょう会わない？"ってキミの電話　ボクも今そう思っていた
テレパシーみたいでウレしい
明日は休みだ仕事もない　早起きなんかしなくてもいい
キミと昼まで眠れそう
Oh…　渋滞のタクシーも
Oh…　進まなくたって　イライラしない　yeah！
シェイクシェイク　ブギーな胸騒ぎ　チョーベリベリ最高
ヒッピハッピシェイク
シューシュー星が流れてく　あしたからハレルヤ　ふたりならヤレルヤ

ポケットティッシュを2個もらった　ネオンボードは輝いている
街は楽しくうたっている
すれ違ってく恋人たち　ウデを組んだりけんかしたり
みんなどこへ行くんだろう？
Oh…　ガムをふんづけても
Oh…　きょうはオコらない　イライラしないyeah！
シェイクシェイク　ブギーな胸騒ぎ　チョーベリベリ最高
ヒッピハッピシェイク
ヘイヘイ嫌な顔しない　キミと会えるから　あしたからハレルヤ
（後半略）

JASRAC出0801275-306

さて，この歌詞を紹介した理由は，現象学理解に役に立つからです。というのも，歌詞に登場する青年は，いろいろな困難に遭遇します。この青年の困難に対する「認識」を意識しながら，歌詞をあらためて見ていただきたいと思います。

では，「SHAKE」に登場する青年はどんな困難に遭遇するのでしょうか？

まず青年は，タクシーに乗っていて，渋滞に巻き込まれてしまいます。本来でしたら，少ない料金ですむはずの交通費が，いつもより高くなってしまいます。渋滞の中でタクシーが進まなくて，メーターが上がっていく光景を想像しただけでも，イライラしてしまいそうですね。しかし，彼は渋滞に巻き込まれて進まなくなったタクシーの状態をどのように認識するかと言えば，「イライラしない」と認識しています。

次に遭遇する困難は，街を歩いていてガムを踏んづけてしまいます。これも嫌なことですよね。歩いていて，いつの間にか靴の底にガムがくっついてしまうのです。歩いていても変な感覚が残るわけですし，簡単に取り除くことができません。誰が道路にガムを捨てたのか！と怒ってしまうでしょう。しかし彼はガムを踏んづけた状態をどのように認識するかと言えば，「きょうはオコらない イライラしない」と認識するのです。

もし，人が怒らない，イライラしないためにはどうすればよいか？と問われたならば，いかがしますか？

予防医学的な発想をすれば，イライラしないためには，タクシーに乗るときには渋滞情報を確認して，道路が渋滞である場合には，別な交通手段を利用しましょうということになります。あるいは，怒らないためには，街を歩くときは，ガムを踏んづけないように，よく下を見ながら歩きましょう…ということになります。確かに，この考え方は決して間違いではないでしょう。困難を避けるために，予防を行

うことはとても大切なことです。生活習慣において食事や運動に気をつけ，定期的に健康診断を受けていくことは，大切です。早期発見によってがんであっても治る時代となりました。

しかし，私たちの人生は，どれほど注意していても，渋滞に巻き込まれたり，ガムを踏んづけてしまったりすることがあります。渋滞していなかった高速道路が，目の前で交通事故が起こり，後ろに戻ることも前に進むこともできず，事故車を移動するために1時間以上待たされることもあるでしょう。どれほど気をつけて歩いていても，ガムを踏んづけてしまうこともあるでしょう。実は，これが私たちの人生です。順調だった人生が，ある日突然に狂ってしまうことがあります。きわめて理不尽な思いをかかえながら生きていかなくてはいけない場合があります。それでも，私たちは，その人生を穏やかであると認識できるのでしょうか？

その可能性は，決してゼロではありません。

なぜならば，先ほどの青年は，たとえ渋滞に巻き込まれて進まなくなったタクシーの中でも，たとえ街を歩いていてガムを踏んづけても，「きょうはオコらない　イライラしない」と認識することが可能だからです。

ここでは，渋滞に巻き込まれたり，ガムを踏んづけたりしたときには，怒ることやイライラするほうが正しい認識であるか？などという議論はしません。怒らない，イライラしないと青年が認識するための確信成立条件を考えてみたいと思います。そして，なぜ青年が怒らない，イライラしないかという理由は，「キミと会えるから」という関係性であることを，本質としてとらえていきたいと思います。

このように，人はたとえ困難に遭遇しても，支えが与えられると，怒らない，イライラしないと認識する可能性が見えてきます。

3-2　死を前にして「穏やかである」と認識できる確信成立条件

ここまで押さえた上で，この本のメインテーマであるスピリチュアルケア（死を前にしても人が存在と生きる意味を失わないケア）の可能性を考えていきたいと思います。

あらためて，この本で紹介したいテーマをおさらいしたいと思います。死を前に現れる様々な理不尽な苦しみから発する問いかけがありました。「なんで私だけ，こんなに苦しまなくてはいけないのですか？」「私の生きている意味って何ですか？」このような問いかけを前に，言葉を失ってしまうことが少なくありません。

私たちは，生きていく上で様々な困難に遭遇します。人生半ばでいのちを落とさないといけないお父さんがいます。子どもと妻を残していかなくてはいけない理不尽な思いを誰かにぶつけたくなるとき，私たちはどのように援助していくことが可能なのでしょうか？　安易な励ましはまったく通じません。

医療は，苦しみの原因である病気を治すことで，苦しみをやわらげる援助を行ってきました。これを認識論というまなざしで見ると，原因である病気を治すことで，苦しみがやわらいだと認識できる援助を行っているととることができます。放っておけば，いのちを落とすような病気を，現代医学によって取り除くことができたとき，人は穏やかであると認識できる…と考えることができます。

しかし，終末期医療を代表とするように，どれほど医学や科学が発達しても，原因である病気をすっかり治すことが難しいことがあります。これを，原因である病気を良くすることで，人に穏やかであると認識させることができないとき，どうしたらよいか？という形で問いかけてみたいと思います。

そこで登場するのが，今まで見てきた現象学的認識論です。

この認識論を応用して，次のように展開してみたいと思います。

はたして人は，死を前にしても，穏やかであると認識できるのか？

どれほど医学・科学が進歩しても病気をすっかり治すことはできません。しかし，たとえ病気が難治性となり，やがて死が訪れると頭ではわかっていても，穏やかであると認識することができるのでしょうか？ホスピス病棟で働いているときに行った研究があります。対象は，ホスピス病棟に入院している患者さんで，もうまもなく自分が死ぬことがわかっていながら，穏やかであると認識している人に，穏やかであると思う理由をたずねてみた研究です。

ある人は，確かにまもなく自分のいのちが終わることを十分に承知していても，穏やかであると認識していたのです。穏やかであると思っている理由を伺った内容を紹介します。

40代女性 私は自然が大好きでした。山や河や海に行って自然の中で，様々なことを学んできました。そして，いつも自然は私を守ってくれました。また，山に出かけていた仲間たちがいます。だから，私は大丈夫なのです。

50代女性 もし私が死んだとしても，子どもたちの成長を見守ることができると思うのです。そして，私のまわりには，子どもたちがいて，妹がいて，母がいてくれる。ここのホスピスのスタッフもいるから，心配ありません。今まで自由に生きてくることができました。そして今でも，ホスピスで自由に生活することができます。入院していても私のわがままを聞いてくれるスタッフがいるから，だから，本当に感謝しています。

80代女性 亡くなったおじいさんに会いたいと思います。きっとおじいさん，おいでおいでと言っていると思うのです。だから，私はもうすぐ向こうに行けることが，幸せなのです。

50代女性 病気が治らないことはわかっています。でも，こうして穏やかに過ごせるのは，なるようにしかならないと思ったからで

す。じたばたしてもしかたがありません。もう，なるようにしかならないと，思えたとき，泣かなくなりました。そして，いつも主人がそばにいてくれることも，うれしいです。

70代女性 今こうして穏やかな気持ちでいられるのは，仲の良い家族がいるからです。この家族がこれからも仲良くやっていけると思えるから，安心です。そのために，私が亡くなった後，家族が困らないように，葬儀の準備や財産の件もきちんと整理することができました。

80代男性 先日，懸案だったお墓の件で，孫が私の代わりに面倒を見てくれることになりました。今まで，私1人で守ってきたのですが，私の子どもはちっとも気にかけてくれなかった。だから，心配で仕方がなかったのです。でも，入院して，自分がこれ以上がんばれないと思ったとき，自分自身，心から変わったような気がしました。素直に話をすることができたと思います。そうしたら，孫が，お墓を守ってくれると言ってくれて…。だから，もう安心して逝くことができそうです。ありがとうございます。

60代男性 私が，こうして穏やかに過ごせるのは，まず家族ですね。特に家内には，頭があがりません。家内ならば，私がいなくてもしっかりやっていけると思います。子どもたちもサポートしてくれるし。そして，ここのスタッフも本当に助かります。安心して身体のことを任せることができるから。あと，痛みがないこと。これも助かります。この病気になったとき，死ぬことはしかたがないと思いました。でも，痛みが出ることだけは避けたいと思っていました。今，こうしていても，痛みがないことは感謝です。あとはもう神か仏にまかせるしかないと思っています。だから，こうして穏やかに過ごすことができていると思います。

以上の内容は，個別性の高い話として感じる方がいるかもしれません。しかし，認識論を学ぶとき，たとえ死を目の前にしても穏やかであると共通して認識できる確信成立条件を，本質として取り出すことができます。

つまり，たとえ死が近いとわかっていても，穏やかであると認識できる確信成立条件としては，将来の夢（死んでも家族を見守ることができる…），関係の支え（家族がいる，友人がいる，スタッフがいる…），自己決定できる自由（入院しても自分の自由があること，すべてをまかせる（ゆだねる）こと…），以上の3つの概念を取り出すことができます。

以上の見解をもとに，スピリチュアルケアの理論的な枠組みである存在論を，次の章で紹介していきたいと思います。

4 スピリチュアルケアを理解するための存在論とスピリチュアルペイン

これまで，認識論という哲学的な話を展開した上で，死を前にしても「穏やかである」と認識するための確信成立条件には3つあるという話を紹介しました。

なぜ，このような話を展開するかということを，あらためて押さえておきたいと思います。

一般的に，医療とは，苦しみの原因である病気やケガを治すことで，結果として苦しみをやわらげる援助を行ってきました。そのために，近代科学は多大な貢献をしてきました。しかし，どれほど医学や科学が発達しても，病気やケガをすっかり治すことができるとは限りません。がんをはじめ，進行性の病気のために，元気な身体に戻ることが難しいことがあります。患者さんが「なんで，私がこんなめにあわなくてはいけないのですか？」と理不尽な思いをぶつけてくることがあります。このような問いかけこそ，この本で紹介したいスピリチュアルペインです。

原因である病気を治すことはできません。どんなにがんばっても，時間をもとに戻すこともできません。一度失った機能をもとに戻すこともできません。大きなハンディを背負って生きていかなくてはいけないでしょう。あるいは，いのちが限られてしまう状況もあるでしょう。このような苦しみの前で，言葉を失い，どう対応してよいかわからなくなってしまうときに，安易な励ましではない方法で，人の存在と生きる意味を再構築する可能性を考えてみたいと思います。

4-1　穏やかであると認識できる確信成立条件（3つの概念）

第3章で確認した内容を再度提示してみたいと思います。たとえ死が近いとわかっていても，穏やかであると認識できる確信成立条件として，1. 将来の夢（死んでも家族を見守ることができる…），2. 関係の支え（家族がいる，友人がいる，スタッフがいる…），3. 自己決定できる自由（入院しても自分の自由があること，すべてをまかせる（ゆだねる）こと…），以上の3つの概念が取り出せることを示しました。つまり，この支えが与えられているとき，たといのちが限られている苦しみの中にあったとしても，人は「穏やかである」と認識できる可能性が見えてきます。医療者の考える支えを一方的に教え込むのではなく，その人の信じる価値基準を大切にした上で，その人の支えを強めることにより，より穏やかさを強固なものに援助できる可能性が見えてきます。これが後述するスピリチュアルケアの概念となってきます。まずは，この3つの支えについて順を追って紹介していきたいと思います。

4-2　将来の夢（時間存在）

将来の夢（時間存在）は，20世紀を代表するドイツの哲学者ハイデッガー（Martin Heidegger, 1889-1976）が表した名著『存在と時間』の中で紹介されている概念です。ハイデッガーの言葉は難解で，本来ならばいろいろと哲学用語が並ぶのですが，ここでは，なるべくわかりやすい日常語で表現してみたいと思います。

人間は，ただ単に今を生きているのではありません。過去に経験した様々な出来事を通して将来への夢に向けて，今を生きようとします。この生きようとする力が，人間存在として働くことを，ここでは時間存在と言います。

たとえ，今が苦しくても，過去の経験から，将来の夢が強く与えられているのであれば，苦しい今であっても，強く生きようとする力にな

ります。これが時間存在の概念です。ハイデッガーの説明は，こんなに簡単ではありません。明日があると普通に思うときには，今をまじめに生きようとはせず，怠惰な生活を送っているが，もうすぐに死ぬとわかるとき，今まで信じてきた価値基準が通じなくなります。これを非日常と呼び，健康なときには気づかないいろいろなことに気づいていきます。これを本来性と呼び，しばしばホスピスなどで経験する限られたいのちから見えるすべての出来事に対するいとおしさとして取り出すことができます。

ハイデッガーの哲学は，とてもこんな簡単に概説できるようなものではありません。ここでは，苦しみの中でも，人が生きようとする力が，将来の夢から与えられることが，時間存在の概念であることを知っていただければOKとしたいと思います。

もう少し具体的な事例を紹介しましょう。大学入試に向けた受験生が，希望の大学に入りたいという将来の夢があると，苦手な勉強をする力になる。運動部の生徒が，大会で良い成績をおさめたいという将来の夢があるとき，厳しい練習に耐える力になる。いつもは疲れている会社員が，来週には楽しみにしているボーナスが支給されるので，今週は仕事が少しきついけれど，いつもより元気に働くことができる。紹介したそれぞれのケースには，将来の夢があります。この夢に向けたとき，生きようとする力が働くことがイメージできるでしょうか？

将来の夢は，何も生きている間とは限りません。たとえ，いのちが限られた状況の中にあったとしても，死を超えた将来の夢があるとき，今を穏やかに生きる力が与えられます。この話は，第3章で紹介した事例からも明らかです。

80代女性は，いのちが限られている今でも，穏やかに過ごすことができるのは，亡くなった後で，大好きであったおじいさんに会えるからと話をされました。50代女性は，もし私が亡くなっても，大切な家族のことを，向こうから見守ることができると思えるので穏やかで

すと話されました〈第3章29頁参照〉。このように，死を超えた将来の夢であったとしても十分に時間存在の支えになることができます。

4-3　将来の夢を失う苦しみ（時間存在を失うスピリチュアルペイン）

一方で，この将来の夢を失うとき，存在と意味の消滅としてスピリチュアルペインが生じます。病気で自分がまもなく死ぬことがわかったとき，頭が真っ白になるといいます。そして，これからどうしていったらよいのかわからなくなるといいます。

あと半年のいのちしか残されていないとわかったとき，どのようなことが起きるのでしょうか？

資格をとって新しい仕事に就きたいと願い，2年間の予定で専門学校に通っていた人は，今すぐにいのちに別状はなくても，学校に行って学ぶ理由を失ってしまいます。卒業するまでの時間がないからです。お金を毎月貯めて3年後に夫婦で世界一周旅行に出かけようと思っていた人は，夢をあきらめなくてはいけません。3年後がないからです。そう思うと，旅行のためにこつこつお金を貯めてきた意味はどうなるのでしょうか？　お金の使い道ならば，他にあるかもしれませんが，3年後に2人で出かける予定であった夢をかなえることはできません。子どもがまだ小さいので，せめて子どもが学校を卒業して仕事ができるようになるまでは元気でいたいと思っているお父さんが，半年のいのちしか残されていないと知ったらどうなるのでしょうか？　考えただけでも，苦しみの大きさが想像できることでしょう。

将来の夢を失うこと，明日がない…，これが時間存在を失うスピリチュアルペインです。

臨床の現場，特にホスピス・緩和ケア病棟を代表とする終末期医療の現場では，この苦しみをかかえた患者さん・家族と相対することになります。どれほど心をこめても励ましがまったく通じない場面です。ここでは，この苦しみにどう対応するかではなく，まず将来の夢を失

う苦しみから生ずる様々な問いかけがあることを意識してみたいと思います。将来の夢を失う苦しみに意識を置いたとき，何気ない患者さん・家族の言葉の中に，いかに多くのスピリチュアルペインが含まれているかに気づくことでしょう。

ここで紹介したいことは，"将来の夢を失う苦しみがある"ということに意識を持って，ていねいに患者さん・家族の訴えに耳を傾けていくとき，いかに多くの苦しみが含まれているかが見えてくるということです。このあたりは現象学理解に必要なテーマですが，私たちは，意識(専門的な言葉で志向性と言いますが)を持ったとき，物事の現れ方が異なってきます。この苦しみに対する意識をしっかり持ったとき，私たちは単に日常会話レベルの話し相手から，存在と生きる意味を支える援助が行える援助者になることができると考えます。

4-4 支えとなる関係（関係存在）

支えとなる関係の支えは，3つの存在論の中でもきわめて大きな意味を持つ支えです。なぜならば，人間は，1人ではとても弱い存在でありながら，この関係の支えゆえに，本当に強くなることができるからです。

関係の支えは，いろいろな形で研究されてきました。心理学では，ジョン・ボウルビィ(John Bowlby, 1907-1990)が，母親による世話と幼児の心的な健康の関連性について研究を行い，愛着理論として提唱しました。ごく簡単に紹介すると，ボウルビィは人間が他者と強い愛情の絆を結ぶ傾向にあることに気づきました。この絆(愛着)は，安心と安全の欲求から生まれるとされます。愛着行動は，動物の子や若者に最もよく見られ，その成長過程で愛着の相手から徐々に長期間離れていられるようになり，活動範囲を広げていきます。しかし，その一方で愛着の相手に支持と安全を求めて戻ってきます。そしてこの絆が脅かされたり，切られたりしたとき，強い情緒反応を引き起こす

としています。すなわち，愛情の絆が強ければ強いほど，悲しみが大きいことになります。そして，他の人と愛着を形成することは，子どものみならず，大人にも当てはまります。関係存在の本質は，愛着理論とほぼ似ているようですが，発達心理をベースにした愛着理論に対して，関係存在は，対象となる相手は人間だけではなく人を超えた存在として，自然（山，河，太陽など）や超越者（神仏）を含む点で，より広い概念と考えています。

支えとなる関係には，どのようなものがあるでしょうか？

第3章で紹介した「SHAKE」〈25頁〉に登場する青年の場合，タクシーに乗っていたら渋滞に巻き込まれたり，街の中を歩いていたらガムを踏んづけたりしても，君と会えるという関係の支えがあるとき，イライラしない，怒らないと認識できることを紹介しました。

同様に死を目の前にしても穏やかな理由として，第3章〈29〜30頁〉で挙げた40代の女性は，自然や友人という関係の支えがありました。70代の女性は，まもなくお迎えが来たとしても，仲の良い家族がいるから心配がありませんと話をされました。60代の男性は信仰を持っていました。目には見えないけれど，私には，いつも心の中に主イエス・キリストがいます。何も恐れることはありません，と話をされていました。

支えられ方はひとりひとり異なるものです。人によって違いがあることを認めた上で，苦しみをかかえた人が，苦しみそのものを解決できなくても，生きようとする力が，どの支えによって与えられるのかを，ていねいに聴いていく意識を持ちながら関わりを持ちたいと思います。

ここで関係の支えの理解を深めるために，闘病中の中学校3年生が書いた詩「最後の治療」を紹介します。

「最後の治療」　　　　　　　　　　　坂本真美（中学3年）

今，
考えて見ると
あっという間に時が過ぎて
最後の治療にはいる。
それは，
今まで以上につらい仕事で
薬もいっぱい
気分が悪くなったりするらしい。
でもそれをのりこえれば
元気になれる。
病気が治る。
外に出て
みんなに会える。
家に帰れる。
いろんなやりたい事ができる。
一人では，
乗りこえられないかもしれない。
だけど，手を伸ばせば
先生がいて
看護婦さんがいて
家族がいて
みんながいて
乗りこえていきたい。
乗りこえられる。
がんばりたい。

『電池が切れるまで──子ども病院からのメッセージ』（すずらんの会　編，角川文庫，2006年）より

この詩には，2つの支えがあります。

前半に出てくる支えは，時間存在（将来の夢）の支えです。

「でもそれをのりこえれば／元気になれる。／病気が治る。／外に出て／みんなに会える。／家に帰れる。／いろんなやりたい事ができる。」

確かに，乗りこえればこんなことができると思えるとき，つらい治療でもがんばろうと思う力になるでしょう。将来の夢は，とても大切な支えです。しかし，人間ひとりでは，弱い存在かもしれません。大きな困難を前に，逃げ出したくなってしまうものです。

しかし，彼女には別な支えがありました。関係の支えです。

「だけど，手を伸ばせば／先生がいて／看護婦さんがいて／家族がいて／みんながいて／乗りこえていきたい。／乗りこえられる。／がんばりたい。」

この支えこそ，関係の支えです。手を伸ばせば，先生がいて，看護婦さんがいて，家族がいて，みんながいる。だからこそ，つらい治療であっても，乗りこえていきたい，乗りこえられる，がんばりたいという力が与えられるのです。たとえ苦しみの中にあったとしても，人は心から信頼できる他者との関係の支えが与えられると，強く生きようとします。

関係の支えは，人間だけとは限りません。ペットであったり，自然であったり，信仰であったりします。関係の支えは，目で見え，手で触れ，耳で聞こえるとは限りません。たとえ，目に見えない存在であったとしても，心と心がしっかりつながっているならば，亡くなったご両親であったり，亡くなった戦友が支えになったりすることもあります。支えとなる関係は，時間・空間を超えて成立するのです。

4-5　関係の支えを失う苦しみ（関係存在を失うスピリチュアルペイン）

一方で，この支えとなる関係を失うとき，存在と意味の消滅としてスピリチュアルペインが生じます。死ぬということは，ただ単に将来

を失うだけではありません。支えとなっている関係を失うことでもあります。あたりまえに家族と暮らしていた人が，病気が見つかり治癒不可能と診断され，半年後のいのちもわからないと言われたとき，将来の夢を失うだけではありません。大切な家族と別れてしまうと思うと，とても悲しく，つらい気持ちになります。"家族と別れたくない，もっと生きていたい"と願うことは，関係の支えを失いたくないという当然な気持ちです。しかし，病気の診断が明らかになればなるほど，家族と別れたくないという願いはかなわず，きわめて理不尽な苦しみを味わうことになります。これが，存在と意味の消滅として考えるスピリチュアルペインです。

大切な家族を失った遺族にも，同様に関係存在を失うスピリチュアルペインが生じます。悲嘆のケアは，きわめて個別性の高いものですが，大きな枠組みでとらえるならば，関係存在を失ったスピリチュアルペインに対するスピリチュアルケアを行うことと考えてよいと思います。

関係の支えを失うことは，何も終末期だけではありません。仕事関係で信頼していた上司が人事異動で他部署に移ってしまうときに感じる喪失感も同じでしょう。学校であれば，卒業式に流す涙も，関係の喪失に伴う情緒反応と関係の喪失に伴う苦しみと考えてよいでしょう。

"人の存在は，他者との関係性から与えられる"

このようにとらえたとき，日々の様々な出来事も，関係によって存在が強まったり，弱まったりしていきます。何気なく見過ごしているテレビ番組や，映画のシーンでも，意識して観ていると，様々な場面で，関係の支えにより強まる様子，弱まる様子が見えてくるでしょう。

緩和ケアは，単に痛みをやわらげる痛み止めだけの医療ではありません。存在と生きる意味を支える援助を行う医療です。私たちが，こ

の存在と生きる意味を支える援助を提供するためにも，「人の存在は，他者との関係性から与えられる」ということを意識しながら，苦しむ人と関わっていく必要があります。この意識を持ち続けることが，様々な場面で，スピリチュアルペインをキャッチできる感性を磨くことになります。

4-6 自己決定できる自由（自律存在）

自律とは，"自己決定できる（選ぶ）自由"があることです。何となくピンと来ない人もいるかもしれませんが，私たちは，ひとりの生きている人間として扱われる権利があります。この権利の中に"自己決定できる（選ぶ）自由"があります。基本的人権にも関わる大切なテーマでもあります。

自由と聞くと，医療の現場では何となく患者さんのわがままを聞くこと？ととらえてしまう人もいるかもしれません。確かに，何でも自由というわけにはいかないでしょうが，ここでは，人の存在が，自己決定できる（選ぶ）自由として与えられること，さらには，この選ぶ自由が，人の存在を支える援助として展開できる可能性を示してみたいと思います。

この自律の概念を理解するために，自律の反対から考えてみたいと思います。自律の反対語は，他律と言い，自分で決める自由がないことを意味します。自分で決める自由がないということを具体的に示すと，病院であれば，面会時間であったり，消灯時間であったり，嗜好品の制限などが挙げられます。つまり，入院中の患者さんは，何時でも自由に家族に会うことはできません。決められた面会時間の中でしか会うことを許されていません。もし，時間外に家族に会う場合には，許可を得ないといけません。同様に，消灯時間も決められており，大部屋に入院中の患者さんが，自分のベッドで夜の10時からテレビを観ることはできません。嗜好品も同様です。喫煙に関しても，自由

にたばこが吸えるわけではありません。決められた場所以外では，たばこを自由に吸うことはできません。最近では，院内全面禁煙になっている病院も増えていますので，たばこが好きな人にとっては，たばこを吸える自由はさらに制限されていくことでしょう。お酒に関しても，一部のホスピス・緩和ケア病棟をのぞいて院内でお酒が飲める自由はありません。もし，一般病棟に入院中の患者さんが，無断でお酒を飲んでいる事実が発覚すれば，強制退院になってしまうことでしょう。病院は，病気を治すために，病院側の裁量で患者さんの自由を奪うことのできる場所です。ある意味では当然なことですが，この感覚に慣れてしまうと，これから紹介する自律の概念を理解することが難しくなるかもしれません。

これが病院外であればいかがでしょうか？ 今の社会では，いろいろなことを選ぶことのできる自由が私たちにはあります。たとえば，職業選択の自由があります。引っ越しをする自由があります。教育を受ける自由があります。結婚についての自由があります。宗教を信じる自由があります。しかし，すべての自由があるわけではありません。臨床の現場でしばしば話題になる，死にたいという気持ち（希死念慮と言います）に対して，日本では自殺幇助を認める自由はありません。このように，自己決定できる自由と言っても，すべて自由なわけではありません。このことを考える上で，歴史的な背景についても紹介したいと思います。

4-7　自律の概念の歴史

自由に何かを選ぶことができることは，昔から私たちに与えられていた概念ではありません。職業選択の自由について考えてみてもわかるでしょう。昭和の初期には，女性が家庭を持ちながら仕事に就く自由は，社会としてなかなか認めてもらえませんでした。その当時の考え方は，女性は家庭を守ることが仕事であるという封建的なものでし

た。もっと昔の日本では、そもそも職業選択の自由などありません。江戸時代は、士農工商でしたから…。いくら努力してこの仕事に就きたいと希望しても、希望の職業に就くことはできませんでした。

ここで紹介したいことは、個人が何かを自由に選ぶことのできる権利は、社会の成熟度によって変わるということです。現代の社会では当然と思える自由が、社会が成熟してきた結果、最近になって認められてきた概念であることを理解しておく必要があります。

職業選択についてもう少し触れてみたいと思います。江戸時代から明治時代になると、社会は変わっていきます。士農工商の身分制度は廃止され、平民として平等になります。さらに第2次世界大戦後には、女性が社会に進出する時代となりました。1999年には改正施行された男女雇用機会均等法により、働く女性と男性の間にある差別をなくすことが法律で定められました。社会の成熟により、職業選択の自由が広がったと考えることができます。このような社会の変化は、日本の文化が欧米化したと考えるよりも、社会が成熟してきたと考えたほうが自然だと思います。

医療の世界も、同じことが言えます。従来の医療では、治療方針は、医師が決めていました。患者さん・家族が治療方針に口をはさむことなど考えられないことでした。医師が決めた治療方針に、患者さん・家族のみならず、看護師やコメディカルワーカーも従うしかありませんでした。しかし、時代とともに変わっていきます。社会が成熟すればするほど、患者さんの治療を選ぶ自由が広がっていきます。セカンド・オピニオンであったり、インフォームド・コンセントであったり、さらにはカルテ開示や個人情報保護なども、社会の成熟に伴う患者さんの選ぶ自由が広がってきた流れと考えます。

同様に、チーム医療の概念も、チームの成熟度によって変わってくるでしょう。成熟度の低いチームであれば、ひとりひとりが選ぶ自由は限られています。一番上に立つ1人の指示がなければ、勝手に動くこ

とは許されません。同じ構成チームでも，成熟度の高いチームでは，ひとりひとりの裁量が認められています。最低限のルールを守れば，違う職種でも，共通の目標に向かって自由に意見交換できる成熟したチームになることができます。

4-8　自律と自立

医療の現場で「じりつ」という言葉を漢字に直すと，「自立」という字をあてることが一般的です。この自立は，他の人に頼らないで自分ひとりでできること意味します。1人で食事を食べることができる。1人でトイレに行くことができる。1人でお風呂に入ることができる。という具合に，他の人に頼らないで自分ひとりでできることが自立です。社会人になり，定期的に給料をもらうようになり，親から仕送りをしてもらわなくても生活が送れるようになったとき，自立した生活と言うことがあります。このように，自分で自分のことができることは，とても大切なことです。障害者自立支援法も，この「自立」をあてています。人に頼らないで，自分で生活できるために，様々な援助を行う概念としては，大切なことだと思います。

脳梗塞で片麻痺が生じると，自由に歩くことができなくなることがあります。今まで1人でトイレに行くことができた人が，できなくなってしまいます。これは，自立を失う苦しみと考えることができます。この自立を失う苦しみに対して，医療は1人でトイレに行くことができるように援助をします。具体的にはリハビリを行います。1人でトイレに行くことができるようにベッドから起きあがりトイレまで歩けるように練習をします。また，歩きやすくするために，住宅改修を行い，手すりをつけたり，トイレのドアを工夫したりします。このように，少しでも1人でトイレに行くことができるように，自立した生活が送ることができるように援助を行うのが，今の医療です。

4-9 自立を失っても，自律は失わない

リハビリを通して歩くことができるようになる脳梗塞の患者さんは，自立をした生活を再び送ることができるでしょう。しかし，どれほど医学が発達しても，すべての人が自立した生活を送ることはできません。進行性の神経難病のために，歩くことが困難になってくる人がいます。脳梗塞の範囲が大きく，麻痺のために坐位保持すら困難な人がいます。このような患者さんは，どれほど医学的な関わりを持ったとしても，健康なときと同じように1人でトイレに行くことは困難になってしまいます。自立は失ってしまうのです。

しかし，たとえ自立は失ったとしても，自律は最期まで残る可能性があります。

自律の概念は，自己決定できる自由でした。言い換えるならば，いくつかの選択肢から自分で選ぶことができるという概念です。この"選ぶ"という考え方が，とても大切になってきます。

トイレに行くことを例に考えてみましょう。

1人でトイレに行くことができないとき，自立を失います。しかし，トイレに行く様々な選択肢を選ぶ自由があるとき，自律は失わないと考えるのです。排泄にはいくつかの方法があります。実際には，1人でトイレに行く，車いすでトイレに連れて行ってもらう，ベッドのそばにあるポータブルトイレで排泄を行う，ベッド上で紙オムツに排泄する，尿留置カテーテルを入れてもらうなどの方法があるでしょう。これらの排泄する方法を選ぶ自由があるとき，つまり，昼間はトイレまで車いすで連れて行ってもらい，夜はポータブルトイレで排泄をすると自分で決める自由が与えられていれば，たとえ自立は失っても自律は保たれると考えるのです。

ここでは，自分で排泄方法を選ぶことが大切です。自ら選ぶのではなく，医師や看護師から一方的にオムツをあてられたり，尿留置カテーテルを挿入されたりしてしまえば，自立のみならず自律も失ってしま

います。

動くと息が苦しくなるので，ベッド上で安心して排泄を行いたいと希望され，自らの意志で尿留置カテーテル挿入を希望されれば，1人でトイレまで歩くことができず自立を失っても，排泄方法を自ら選ぶことができたという意味において，自律は保たれていると解釈することができます。

ここでのポイントは，常に1人の人間として扱うということです。子どもでも，大人でも，お年寄りでも，1人の大切な人間として向き合い，限られた選択肢であったとしても，その選択肢を選ぶ行為が，実は人間存在にとってとても大切な援助であることを意識していきたいと思います。

4-10　ゆだねること，手放すことも自律の1つである

自分ですべてのことを決めることができる人は，それほどいません。夕飯のメニューを決めるぐらいならば，それほど迷うことも少ないかもしれませんが，家を設計するときなどはいかがでしょうか？　限られた予算の中でいろいろなことを決めていかなくてはいけません。ある程度の範囲の希望をまとめて，建築士さんにお願いすることもあるでしょう。私たちは，家の設計に必要なすべての知識を持っているわけではありません。壁紙の色や壁の色ぐらいならば，家族で相談して決めることができたとしても，設計図すべての線を1本ずつ決めていくことはできません。信頼できる建築士にゆだねることが求められます。このゆだねることも，実は自律の1つとして考えることができるのです。

もし，家の設計を一から十まで自分で行うことができれば，家の設計において自立していると考えます。建築士ならばいざ知らず，普通の人が，自分の家の設計図をすべて描くことはできません。つまり設計図を描くことにおいて自立することはできないのです。しかし，自分

で設計図が描けなくても，"設計図を描くこと"を信頼できる建築士にゆだねることができれば，その選択肢を自ら選んだという視点で，自律は保たれると考えるのです。

料理の世界でも，"シェフの気まぐれサラダ"というメニューがあります。これも，旬の野菜をもとに選んで出てくるサラダの内容については，シェフにお任せしてしまうメニューです。シーザーサラダとか，ポテトサラダというように，サラダの内容を自ら選ばなくても，シェフにゆだねるということにおいて，自律と考えることができます。逆に気まぐれでは困る，自分で決めたいという人は，シェフにゆだねないで（シェフ任せにしないで）自分で選んだサラダメニューにしたほうがよいでしょう。

医療の世界でも，治療方針をすべて決めることができない人がいます。今まで人に頼って生きてきた人の場合には，自分のことを決めることが難しい人もいます。あるいは，あまりにも専門的な医療の内容のために，治療方針を選ぶことをためらう人もいます。インフォームド・コンセントだから，すべて自己責任の上で自己決定してもらわなければならないと，医師が患者さんに一方的に強いることが良いとは思えない場合があります。もし主治医との強い信頼関係があれば，患者さん・家族が治療方針についてすべてを決めることが難しくても，信頼できる医師にゆだねるという形で自律存在を保つことができます。この場合には，治療方針について，信頼できる医師の示した治療方針を選ぶことができると考えます。

終末期医療の現場でも，同じことが言えます。

今までは1人でトイレに行くことができた人が，病状の進行のために歩くことができなくなります。しかし，心から信頼できる病棟のスタッフに排泄の手伝いについてゆだねることができたとき，車いすでトイレまで連れて行ってもらう，ポータブルトイレに移動することを手伝ってもらう，あるいは，オムツでの排泄であっても，その後始末

を信頼できるスタッフにゆだねることができるとき，その選択肢を選ぶという意味において，自立は失っても，自律は失わないのです。

今までは，自分で仕事を選び，働いてきた人が，病気のために仕事を継続することができなくなることがあります。自宅で療養することを強いられるようになったとしても，もし，その人が，これから起こるすべての出来事を運命にゆだねる，あるいは手放すことができるならば，何があったとしても，その運命を受け入れることができます。

この"ゆだねる感覚"，あるいは"手放す感覚"も，自律存在を支える大切な考えです。たとえ，自分で行いたいことができなくなったとしても，信頼できる何かにゆだねること，手放すことができるとき，人間存在として安定して生きていく可能性が見えてきます。この意識を持ったとき，自律存在の支えを援助することの意味が見えてくるでしょう。

ここで見えてくるのは，"誰に"ゆだねるかです。誰でもよいのではなく，信頼できる相手が必要になってくるのです。シェフの気まぐれサラダぐらいならば，ある程度のお店の品質があれば，お願いしてもよいでしょうが，人生を左右する出来事や，自分の大切な身体のことをゆだねる相手となると，誰でもよいわけではありません。心から信頼できる相手を選ぶ必要があります。

この意味で，私たちが援助者として患者さんから選ばれるための資質というものも考えていく必要があります。この問題も，私たちがスピリチュアルケアを援助として行えるか否かの鍵を握る大事な点だと思います。

4-11　自己決定できる自由を失う苦しみ
（自律存在を失うスピリチュアルペイン）

自己決定できる自由を失うとき，存在と意味の消滅としてスピリチュアルペインが生じます。1人で当たり前に生活を送ることができた人

が，病気のためにできなくなっていくことがあります。今まで1人で何でもできていたのに，病気の進行とともに，足腰が弱ってしまい，1人で買い物に行くこともゴミを出すこともできなくなります。このときには，一般的に自立（1人で買い物に行くことやゴミ出しができない）を失うと考えます。しかし，同時に，広い意味で，買い物に行くという選択肢，ゴミを出すという選択肢を選ぶことができないという観点より，自律を失うと考えます。

時間存在や関係存在と違い，自律存在を失うスピリチュアルペインをキャッチすることは，少し訓練が必要であると感じています。表面的な訴えだけではなく，訴える苦しみの本質をしっかりとらえていく必要があります。本当はこれがしたいという希望と，実際にはできないという現実との開きが，苦しみの大きな原因となるときには，希望することを行う選択肢が選べないという観点より自律存在を失うスピリチュアルペインととらえます。実際に，会話の中から，スピリチュアルペインをキャッチするためには，会話記録を通して繰り返し学んでいく必要があるでしょう〈第8章～第10章参照〉。

ここで，自律存在を失う苦しみとアセスメントするケースで，関係存在との区別でしばしば問題となる「負担感」について，概説してみます。

"誰かに迷惑をかけたくない"，という負担感を関係存在（−）とアセスメントするか，自律存在（−）とアセスメントするか，援助者によって視点が異なってきます。"誰か"という言葉を意識したときには，関係存在とアセスメントしてもよいと思いますが，"迷惑をかけたくないにもかかわらず，かけてしまう苦しみ"ととるならば，やはり自律存在を失う苦しみとアセスメントしたいと思うのです。

その理由は，苦しみの構造を考えてみると明確になると思います。苦しみとは，希望と現実の開きであることは，第1章〈5頁〉で紹介しました。誰かに迷惑をかけたくないという苦しみの構造はどうでしょう

か？　希望は，"誰かに迷惑をかけたくない"思いです。一方，現実は，"誰かに迷惑をかけてしまう"のです。この場合には，"誰か"という関係に意識を置くよりも，<u>"迷惑をかけないですむ"という選択肢を失う自律を失う苦しみととらえたほうが</u>，苦しみの本質に近いと考えます。このあたりは，第10章の会話記録の解説を通して，触れていこうと思います。

5 事例を通して学ぶ3つの存在論

スピリチュアルケアを実践していくためには，その背景に流れる存在論（時間存在，関係存在，自律存在）という哲学的なセンスが必要となります。存在論，哲学と聞いて，尻込みをしてしまう人もいるかもしれません。文章として理解をしているつもりでも，実際の臨床の現場でどのように展開してよいか難しいと感じる人もいるでしょう。この章では，今まで紹介してきた3つの存在論について，事例を通して学んでいきたいと思います。存在論を学ぶチャンスは，何も死が目の前に迫った終末期の現場だけではありません。私たちが普段生活を送る日常生活の中にもあふれています。何気ない日常の場面からでも，「存在」の概念を取り出すことができるとき，初めて，臨床の現場で，何気ない患者さんの言葉に潜む「存在と意味の消滅から生じる苦痛」を知る手がかりになることでしょう。

5-1 事例提示（基礎編）

これから事例を紹介します。それぞれの事例では，存在が強まっているのか，弱まっているのかを把握してみたいと思います。さらには，その存在が強まったり，弱まったりしているのは，3つの存在論（時間，関係，自律）のうち，どの存在論が該当するのかについて考えてみたいと思います。

事例① Aさん，18歳，女性，高校生

小さいときに病気で入院した経験がありました。そこで出会った医師の姿に心を打たれて，将来は医師になろうと決意しました。現在高校3年生になり，医学部受験をめざして勉強をしています。先日の模擬試験の成績はあまり良くありませんでした。しかし，どうしても医師になりたい思いから，さらに勉強をしたいと思いました。

● Aさんの存在について

存在の状態⇨勉強したいと思っている。（＋）
存在を強めている理由⇨時間存在（医師になりたいという将来の夢）

⬇**解説**

Aさんは，小さいときに病気で入院した経験がありました。そこで出会った医師の姿に心を打たれて，医師になろうと決意しました。そして，高校生になった今，医師になるために，医学部受験に向けて勉強しています。たとえ，模擬試験の結果があまり良くなくても，がんばって勉強しようと思う力は，将来の夢である「医師になりたい」という時間存在の支えが働いていると考えることができます。

このように，時間存在として強まっている状態は，将来の夢から与えられていることをつかんでおきたいと思います。何となく会話の中に「時間」が出てきたから，時間存在とするのではありません。その人の心の動きに，「将来の夢」があるという視点が大切になってきます。

事例② Bさん，60歳，男性，会社員

Bさんは，今月誕生日が来て60歳となりました。そして来年の春には高卒以来40年以上勤めていた会社を定年退職することになりました。もうすぐ，この会社で仕事をすることができなくなると思うと，寂しい気持ちになりました。今まで仕事人間だったBさんには，定年後にやることがまったく想像できませんでした。いったい何をしたらよい

のだろう？と考えたとき，元気がなくなっている自分に気づきました。

● Bさんの存在について

存在の状態⇨元気がなくなっている。（−）

存在を弱めている理由⇨時間存在（定年後の将来の夢が見つからない）

↓解説

Bさんは，定年退職を迎え，長年勤めていた会社を離れることになりました。仕事人間であったBさんは，定年後の予定がたちません。会社にいた頃には，仕事という目標がありました。しかし，定年後にはやるべき仕事が見つかりません。Bさんは，将来やるべき目標を見つけることができず，元気がなくなってしまいました。ここでは，将来の夢を失う時間存在（−）と考えます。

事例③ Cさん，32歳，男性，会社員

Cさんは，毎日が楽しくて仕方ありませんでした。なぜならば，先月，初めてのお子さんが生まれたからです。今までは，アパート暮らしでしたが，子どもが増えたことで，マイホームを計画しようとしていました。そのために，仕事もがんばり稼がなくてはいけないと思いました。今までは，仕事がきついと不平不満をもらすことの多かったCさんでしたが，子どもが生まれてからは別人のように仕事に取り組むようになりました。

● Cさんの存在について

存在の状態⇨仕事をがんばっている。（＋）

存在を強めている理由⇨関係存在（子どもが生まれてうれしい，子どものためにがんばろう）

　　　　　　　　　　⇨時間存在（マイホーム購入の計画）

↓解説

Cさんは，毎日が楽しいと感じています。マイホーム購入の計画などを考えると，将来の夢も元気になる理由の1つとしてよいでしょう。そのために，Cさんは，一生懸命仕事をして稼ごうとしています。この将来の夢も，ただ単純にマイホームが欲しいと思ったわけではありません。子どもが生まれたという，一番の理由があります。初めての子どもが我が家で待っているわけです。子どもができたことで，今までとは違って仕事をする力がわいてくるわけです。今までは，仕事に対する不平や不満もあったCさんが，別人のように仕事に取り組むようになったのは，子どもが生まれたという関係存在の支えが働いていると考えてよいでしょう。

事例④ Dさん，35歳，女性，主婦

結婚して5年目を迎えるDさんは，ご主人と3歳になる息子さんとの3人暮らしです。3歳の誕生日を迎えてから息子さんは，近くの公園で遊ぶようになりました。それにあわせてDさんは，近所のお母さんたちと付き合う機会が増えてきました。ほとんどのお母さんとは，うまく話をすることができましたが，1人だけ苦手とするお母さんがいました。ある日，家族で夕ご飯を食べに外出することになりました。お気に入りのファミリーレストランに入ろうとしましたが，ウインドウ越しに苦手なお母さんの家族がいることがわかりました。Dさんは，そのファミリーレストランに入ることをためらい，隣にある中華レストランに入ることを決めました。

● **Dさんの存在について**

存在の状態⇨ファミリーレストランに入ることをためらう。（−）
存在を弱めている理由⇨関係存在（苦手なお母さんがいるので入りづらい）

⬇解説

関係存在は，必ずしもプラスにだけ働くわけではありません。苦手な誰かとの関係が，存在をマイナスの方向に動かすこともあります。Dさんは，息子さんと一緒にいく公園で1人だけ苦手なお母さんがいました。そのお母さんがいるだけで，Dさんは，何となく気が重たくなってきます。なるべく良い距離をとろうと努力していました。ところが，ある日，家族で夕ご飯を食べにファミリーレストランに入ろうとしたときに，苦手なお母さんがお店にいることがわかると，そのお店に入ることをためらいました。これは，苦手なお母さんとの関係によりDさんの存在がマイナスの方向に動いているからです。良い関係の支えを失うだけが，関係存在のマイナスではありません。悪い関係の誰かがそこにいるだけで，関係存在がマイナスとなることもあります。

事例⑤ Eさん，18歳，女性，大学生

この春に大学に入学したEさんは，親元から離れて初めて寮で生活を送ることになりました。本当は1人で暮らしたいと思いましたが，学費や生活費や交通費を考えると，少しでも負担を軽くするためには，寮生活を送るほうがよいと判断したからです。寮では，2人部屋の生活となりました。規則のために，門限を守らないといけないことになりました。自宅から通学する同級生は遅くまで飲み歩くことができるのに，Eさんは門限の時刻までに寮に帰らないといけません。テレビも部屋に1つしかないために，自由にチャンネルを変えることができません。今まで楽しみにしてきたテレビ番組を自由に観ることができなくなってしまいました。Eさんは，今までにないほど窮屈な思いを感じるようになりました。

●Eさんの存在について

存在の状態⇨夜の外出や，自由にテレビ番組を観ることができない。
（－）

存在を弱めている理由⇨自律存在（夜の外出，好きなテレビを観るという選択肢が制限されている）

⬇解説

　Eさんは，新しい生活の場として寮に入ることになりました。新しい生活では，いろいろな制限がありました。まずは門限でした。決められた時刻を超えて外出することはできません。大学の同級生たちは飲み会などに遅くまで自由に参加しているのに，自分にはその自由がないことを窮屈に感じました。また，楽しみにしているテレビ番組も自由に観ることができません。このように，今まで自由だったことが制限されると，人は選択肢が制限されることによって，苦しみを感じます。これが自律存在の支えを失うスピリチュアルな苦しみです。

事例⑥　Fさん，54歳，女性，主婦

　Fさんは肺がんと診断され，この6カ月間入院して化学療法の治療と放射線治療を受けてきました。しかし，徐々に病状の進行を認め，これ以上の積極的な治療が難しいと診断されました。Fさんが住む地域には，ホスピス・緩和ケア病棟がないために，家の近くの一般病院でしばらく入院をすることになりました。しかし，一般病院での入院生活は，きわめて不自由な生活でした。家族の面会では，小学生以下の子どもの面会が制限されていました。家で長年かわいがっていた猫にも会うことができません。仕事を終えた息子さんも面会時間内には来ることができません。大好きなお風呂も週に2日しか入ることができませんでした。いろいろ考えた末，Fさんは家で生活を送ることを決意しました。家に戻ってきたFさんは，とても穏やかな気持ちになりました。自由になったからです。大好きな猫の顔を見ることも，夜遅く息子さんたちと話をすることもできます。幼稚園に上がったばかりのお孫さんと一緒に過ごすこともできます。お風呂も毎日入ることが

できます。病状は徐々に進行していきましたが，入院生活とは違って，Fさんの表情は穏やかになっていきました。

● Fさんの存在について

存在の状態 ⇨ 表情が穏やかになった。（＋）

存在を強めている理由 ⇨ 自律存在（面会の制限がなく自由に家族や猫に会えること，お風呂に入れること）
　　　　　　　　　　⇨ 関係存在（家族や猫に会えること）

⬇解説

在宅に戻ると笑顔が増えるという言葉を聞くことがあります。私は，在宅という環境だけとは思いません。ホスピス病棟で働いているときにも，同じような言葉を何回も聞きました。様々な制限の中で自由を奪われていた人が，再び自由を獲得するとき，穏やかさを取り戻すのではないかと考えています。

Fさんは，積極的な治療が困難となり，家の近くの一般病院で入院していました。しかし，入院特有の様々な制限を不自由に感じ，家に戻ることにしました。家での生活は，入院のときのような制限がありません。大好きな家族や猫に会うことができます。夜遅くに息子さんと話をすることもできます。お風呂に毎日入ることもできます。自由が制限される中で感じていた閉塞感がなくなり，家に戻ることで再び自由を取り戻すことができました。Fさんが，穏やかさを取り戻した理由の1つに，家族や猫との関係も挙げてよいかもしれません。しかし，何より，自由度が広がり，いろいろなことを選ぶことのできる環境にいること，つまり自律存在の支えが，穏やかさを強めているととらえたほうが自然ではないかと思います。穏やかになる主たる理由として，自律存在を挙げ，さらに家族，猫との関係存在も大切な支えとしてFさんが穏やかになる理由になると考えます。

5-2 事例提示（応用編）

基礎編では，比較的シンプルな事例を提示しました。応用編では，存在がマイナスな状態からプラスに変わっていく様子を示したいと思います。人の存在は，様々な理由からマイナスに動いたり，プラスに動いたりします。特に，ここで押さえておきたいテーマは，私たちの経験する臨床の現場では，苦しみの原因をすっかり取り除くことができないということです。どんなにケアを行っても，失ったものが返ってくるわけではありません。どんなに願っても，時間をもとに戻すことはできません。苦しみの原因は残り続けることのほうが多いのです。その苦しみをかかえながら，私たちは生きていく人の援助の可能性を探っていかなくてはいけないのです。この難しいテーマを実践するためには，存在論をもとにした援助の可能性を学んでおく必要があります。まずは，事例を通して学んでいきましょう。

事例⑦ Gさん，33歳，男性，会社員

Gさんは，仕事中に自分のミスのために取引先に多大な迷惑をかけてしまいました。上司に厳しく叱責され，仕事の仲間にも大きな負担をかけてしまうことになりました。何人かの部下は，この件をきっかけに職場内で異動することになりました。Gさんも責任をとるつもりで辞表を書く覚悟でした。これ以上，会社に迷惑をかけたくない気持ちがあったからです。気持ちが滅入っているときに，ふと家族のことを思い出しました。2年前に結婚し，家には1歳になる子どもがいました。こんなことでくじけてはいけない。この家族を守らなくてはいけない。そう思ったGさんは，心を新たにして，仕事をやっていこうと思いました。

● Gさんの存在について

存在の状態 ⇨ 仕事を辞めようと思った。（−）
　　　　　　⇨ その後，仕事をやっていこうと思った。（＋）

存在を弱めていた理由⇨自律存在（−），関係存在（−）
存在を強めた理由⇨関係存在（＋）

⬇解説

仕事でミスをすることは誰にでも起こり得ることです。そのミスが甚大なときには，責任問題に発展することもあるでしょう。Gさんは，仕事中にミスをしました。そのために，取引先に多大な迷惑をかけて，自らの会社にも迷惑をかけてしまいました。ミスをわざと起こしたわけではありません。本当ならば，ミスなどはしたくありません。本当は，ミスはしたくないと思いながら，ミスをしてしまう苦しみを，ここでは，"希望するミスのない仕事ができなかった"という視点で，自律存在（−）とアセスメントします。もちろん，迷惑をかけることによる負の方向性は，関係存在（−）の要素も含むでしょう。取引先との関係，上司との関係，部下との関係がすべて悪くなるわけですから。

このように，表面的に見れば，関係存在（−）としか見えない場面でも，苦しみの構造を考えると，いろいろ違った視点が見えてきます。"誰かに迷惑をかけたくない"という負担感を関係存在（−）とアセスメントするか，自律存在（−）とアセスメントするか，援助者によって視点が異なってきます。"誰か"という言葉を意識したときには，関係存在とアセスメントしてもよいと思いますが，"迷惑をかけたくないにもかかわらず，かけてしまう苦しみ"ととるならば，やはり自律存在を失う苦しみとアセスメントします。どちらが正しいアセスメントかという議論はつきないのですが，ここでは，負の方向で動いている存在が，どうしたら正の方向に支えられるかを考えたいと思います。

会社を辞める覚悟でいたGさんですが，ふと家族のことを思い出しました。奥様と1歳になる子どもです。家族のことを思うとき，この家

族を守らなくてはいけないと，心を新たにし，仕事を辞めないで，がんばろうと思う力になりました。この力が，関係の支えです。人は1人では弱い存在かもしれません。しかし，心から信頼できる他者との関係の支えが与えられると，人は一転して強い存在になります。"人は大切な何かを守ろうとするとき，本当に強くなれるものです"というのは，私の好きな言葉でもあります。

Gさんは，大きなミスのために，取引先や会社に大きな迷惑をかけました。どれほど願っても時間を過去に戻すことはできません。どれほど涙を流しても，失ったものが返ってくるわけではありません。苦しみそのものは残り続ける会社の中にあって，再び仕事をがんばろうと思える力は，大切な家族を守ろうと思ったときの関係の支えにあることを，この事例を通してつかむことができればOKです。

事例⑧ Hさん，82歳，男性，元自営業

Hさんは，長年自営業を営んできました。80歳を過ぎるまでは，実際に店の仕事に携わっていました。昨年に肺がんが見つかり，治療に専念するためにお店を息子夫婦に任せることにしました。徐々に病状の進行を認めて82歳になった今年の春に，ホスピス病棟に入院することになりました。ホスピス病棟に入った頃は，早くお迎えが来ないかと強く思っていました。もう十分生きたし，何の後悔もない。ただ，こうして家族に迷惑をかけて生きていくことはつらいと思う。だから，もう早く逝きたいと願いました。そして，担当の先生に繰り返し「先生，お願いですから，早く逝かせて下さい」とお願いしました。

ホスピス病棟のスタッフは，ていねいにHさんの訴えを聴きました。家族に迷惑をかけてまで生きていたくはないという思いを訴えながら，Hさんは，自分の人生について次のように語りはじめました。

私の父は軍人でした。礼儀正しくしなさいと厳しくしつけられました。そして，私は戦争に行き，多くの仲間を失いました。自分もあのとき

に，仲間と一緒に死ぬつもりでいました。しかし，生き残って日本に引き揚げたとき，亡くなった戦友の分もしっかり生きようと思いました。そして，このお店を始めました。景気の悪いときには，何度となくお店を閉めようと思ったこともありました。でも，亡くなった戦友のことを思うと，こんなことではくじけてはいけないと思い，がんばってきました。今思うと，ここまで生きてこられたのは，亡くなった戦友のおかげだと思っています。お店も息子夫婦が引き継いでくれました。孫の顔も見ることができました。もう十分生きました。悔いはありません。本当に良い人生だったと思います。あの世にいったら，戦友にあって，一言お礼がしたい，そう思います（涙）。

一通り話し終えたHさんは，穏やかになりました。亡くなった戦友のことを思い出したからです。家族に迷惑をかけたくないという思いは変わりませんでしたが，それでも，ホスピス病棟のスタッフにいろいろお願いすることができるようになりました。あの世にいったら戦友が待っている，この思いを大切にされたHさんは，最期まで穏やかな人生をホスピス病棟で送ることができました。

●Hさんの存在について

存在の状態⇨早く逝きたいと思った。（−）
　　　　　　⇨その後，最期まで穏やかに過ごすことができた。（＋）
存在を弱めていた理由⇨自律存在（家族に迷惑をかけたくない）
存在を強めた理由⇨関係存在（戦友のおかげで生きてきたこと）
　　　　　　　　　⇨時間存在（あの世にいったら戦友に会ってお礼が言いたい）
　　　　　　　　　⇨自律存在（ホスピスのスタッフにお願いすることができる）

↓解説

緩和ケアの現場では，しばしば，早く逝きたい，逝かせてほしいと希望される方があります。希死念慮と呼び，話題になるテーマでもあり

ます。一般的には，精神科の専門医の診察をもとに抗うつ薬，抗不安薬などの薬物的な対応が必要になると考えます。ここでは，専門医の基本的な対応がされた上で，スタッフとして関わる可能性を考えてみたいと思います。

まずは，苦しむ人から見て，わかってもらえたという感覚が大切になります。このあたりは，第7章以降で紹介するテーマですが，とても大切なテーマです。なぜならば，Hさんが「早く逝きたい」と話をしたときに，「そんな弱気なことは言わないで下さい」とか「今の日本では自殺幇助は認められていません」などと答えても，Hさんは少しもうれしいとは感じないからです。かえって，「この人には，私の苦しみをわかってもらえない」と感じたときには，Hさんは何も話をしなくなるでしょう。生きる意味を失う苦しみをかかえたHさんが，話をしてもよいと思える私たちでなければ，人生を振り返って戦友のことを語ることもなかったでしょうし，穏やかさを取り戻すこともなかったと思うのです。この援助的コミュニケーションをしっかり学ぶ必要があります。

Hさんは，長年自営業を営んできました。80歳を過ぎて肺がんが見つかり，お店を息子夫婦に託しました。そして，治療に専念しますが，病状が進んだ結果，ホスピス病棟で過ごすことになりました。Hさんは早く死にたいと願いました。その理由は，家族に迷惑をかけたくないからです。

事例7のGさんの解説でも紹介しましたが，"家族に迷惑をかけたくない"という思いをどのようにアセスメントするかは，援助者の意識によって見え方が変わってきます。ここでは，"家族"に意識をあてるのではなく，"迷惑をかけたくない"という箇所に意識をあてたいと思います。

Hさんの苦しみを考えてみたいと思います。本当は迷惑をかけたくないという希望に対して，実際には迷惑をかけてしまう現実との開きが

苦しみです。この苦しみの一番は、"家族"という相手ではなく、迷惑をかけること、つまり自分で自分のことができないところに意識を持っていくとき、関係存在のマイナスではなく、自律存在のマイナスであるとアセスメントすることができます。

この自律存在(－)の状態で、Hさんは早く逝かせてほしいと願いました。この苦しみの中で、ホスピスのスタッフとの関わりを通してHさんは、自分の人生を振り返ってみました。すると、軍人のお父さんのしつけが厳しかったことや、戦争で多くの仲間を失ってきたことなどを思い出していきます。そして、生き残って日本に引き揚げてきたときに、亡くなった戦友のためにも生きようと思っていたことを思い出します。そして、お店を経営しながら、景気が悪くても亡くなった戦友のことを思うと、こんなことでくじけてはいけないと思い、Hさんはがんばってきました。このように人生を振り返る話をライフレビューと言います。意識しなくても、人は大きな苦しみをかかえたとき、自分の人生を振り返ることがしばしばあります。そして、苦しむ前には気づかなかった自分の支えを再発見していくことがあります。Hさんの支えは、亡くなった戦友でした。苦楽をともにしてきた大切な戦友が支えとしてHさんの心の中に明らかになったとき、1つは、支えとなる関係として、もう1つは、死を超えた将来の夢として支えになります。亡くなったら戦友に会えるという死を超えた将来の夢があるから、たとえ迷惑をかけたくない気持ちは変わらなくても、穏やかさを最期まで保つことが可能となります。

もう一点だけ押さえておきたいポイントは、"ホスピスのスタッフにお願いすることができる"という点です。徐々に歩くことが困難になり、排泄のことや、身体をきれいに保つことも、自分ひとりではできなくなります。それでも、自分で自分のことができなくなっても、心から信頼できる誰かに、排泄のことや身体をきれいにすることをゆだねる気持ちを持つことができれば、自立は失ったとしても、自律は失

わず最期まで保つことができます。ここでは，援助する私たちが，"ゆだねることのできる私たち"であることが条件となります。苦しむ人が，たとえ自分で何かを行うことができなくなったとしても，信頼できる私たちにゆだねることができるならば，自律が再構築される可能性を大切にしたいと思います。

6 3つの柱で支えられた平面モデル

第5章まで，認識論をベースに，スピリチュアルケアの理論的な枠組みを紹介してきました。第6章では，あらためて，このスピリチュアルケアの理論的な枠組みを紹介した背景を述べた上で，3つの柱で支えられた平面モデルについて触れてみたいと思います。

6-1　3つの柱で支えられた平面モデル作成の背景（スピリチュアルペインをイメージする）

私たちは，様々な悩みや苦しみをかかえた患者さん・家族の力になりたいと願います。病気を治すことができたり，リハビリで障害を克服できたりするとき，苦しむ誰かの力になれるという確信を得ることができるでしょう。しかし，すべての苦しみを私たちはやわらげることができません。どれほど心をこめて病気を治す医療を提供しても，あるときには病状は徐々に悪化し，やがて死が訪れてしまうことがあります。力になりたいと願いながら，力になれないとき，私たちは，苦しむ人と向き合うことを苦手と感じてしまうことがあります。

どうしたら，緩和ケアを苦手と感じない医療者が増えていくのか？と考えたとき，単に痛み止めの知識を広めるだけではなく，"たとえ病気そのものを治すことができなくても，苦しむ人の力になれる"という意識が必要になると考えています。

言葉では，このように簡単に表現できますが，実際に，まもなくお迎えが来てしまう人の苦しみに対して，励ましではない方法で，援助を

行えることを，多くの医療者に伝えることができるのだろうかと悩んでおりました。村田先生の理論との出合いは，ホスピスの現場で悩み苦しむ医師・看護師にとって，きわめて魅力的なものでした。そして，この理論をどのように表現したら，多くの医療従事者に紹介できるのだろうか？と考えたとき，思いついたイラストが，本章で紹介する3つの柱で支えられた平面モデルです。

スピリチュアルペインは，"存在と意味の消滅"と定義されています。"存在"とか"(生きる)意味"という，普通の人がなかなかイメージすることができない言葉を，イラストで表すことで，スピリチュアルペインをイメージできるようにしたいと考えました。スピリチュアルペインをイメージできたとき，終末期の心のケア，特にスピリチュアルペインという難解なテーマを苦手としていた医師，看護師，薬剤師などの医療職，あるいは在宅や介護施設で生活支援を行っているケアマネジャー，ヘルパーが，援助の可能性を"意識"することができるでしょう。苦しむ人の力になりたいと願う援助者が，1人でも多く増えていくためには，"たとえ病気そのものを治すことができなくても，苦しむ人の力になれる"という意識が必要です。この意識を確実なものにするために，3つの柱で支えられた平面モデルを紹介したいと思います。この平面モデルには，いくつか限界があることを含めて，本章で紹介してみたいと思います。

6-2　3つの柱で支えられた平面モデル

図6-1をご覧下さい。これが，3つの柱で支えられた平面モデルです。3つの柱は，それぞれ時間存在，関係存在，自律存在です。つまり，将来の夢がある，支えとなる関係がある，自分で決める自由があるとき，人の存在は，それぞれの支えによって水平に安定していると考えるモデルです。この支えがしっかりとしているとき，多少の困難があっても，平面は水平性を保つことができると考えます。

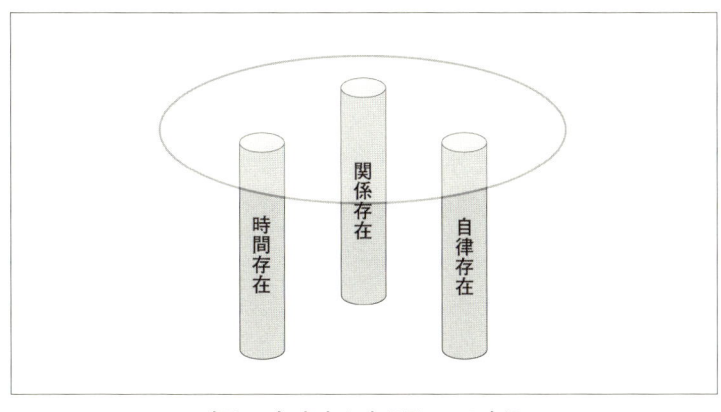

〈図6-1〉存在を支える3つの支え

第3章で紹介した，SMAPの「SHAKE」という歌〈25頁〉について，ここで再度紹介してみたいと思います。主人公の青年には，様々な困難がふりかかります。1つは，タクシーに乗っていて，渋滞に巻き込まれることでした。そして，もう1つは，街の中を歩いていると，ガムを踏んづけてしまうことでした。普通の人であれば，このような困難に遭遇すれば，イライラして怒ることでしょう。しかし，歌の中に登場する青年は，イライラしない，怒らないと認識をしました。その理由は，君に会えるという関係の支えがあるからでした。たとえ，ガムを踏んづけたり，タクシーで渋滞に巻き込まれたりするという困難に遭遇しても，人は，支えとなる関係の柱がしっかりとしているとき，平面はぐらぐらせず，水平性を保つことができると，このイラストを通して解説することができます。このように，今まで紹介してきた様々な困難や苦しみの中にあっても，支えが与えられると，穏やかさを取り戻す現象をイラストで表すことが可能になります。

6-3　将来の夢を失うとき

ガムを踏んづけるぐらいならばまだ良いのですが，病気でまもなく死んでしまうことがわかるとどうなるのでしょうか？　終末期医療の世

界では，まもなく自分が死んでしまうことを意識します。不治の病であることの宣告を受け，これ以上の積極的な治療ができないと告げられ，徐々に病状が進んでいくとき，遠くない将来，自分がこの世からいなくなってしまうことを意識します。学校に通い，卒業後は仕事をしたいと考えていた人は，学校に通う理由を失ってしまいます。卒業後に仕事をすることができなくなるからです。毎月預金をして，5年先の退職後に夫婦で旅行に行こうと思っていた人は，退職後に抱いていた夢をあきらめなくてはいけません。5年後がないからです。将来を失うということは，今を生きる理由を失うことです。この状態が"時間存在を失うスピリチュアルペイン"です。

将来を失うスピリチュアルペインをイラストで表すと図6-2となります。存在を支えていた時間存在の柱が折れてしまい，支えられていた平面が傾いてしまう様子を表しています。

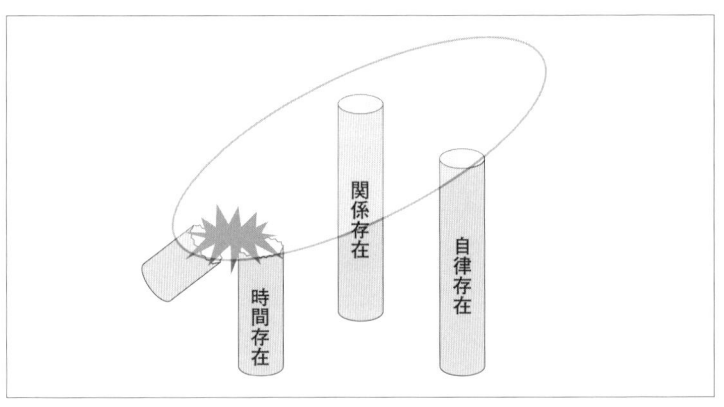

〈図6-2〉時間存在の支えを失うとき

スピリチュアルペインは，存在と（生きる）意味の消滅と定義されたとき，時間存在を失う苦しみをイメージするならば，まずはこのように表すことができるでしょう。

今まで，イメージすることが難しかったスピリチュアルペインを，少しでもイメージすることができたとき，援助者として介入する意識が

芽生えることを大切にしたいと思います。

実際に、時間存在を失うスピリチュアルペインでは、時間存在だけではなく、関係存在、自律存在をも失うことを併せ持つことがあります。自分がまもなく死ぬということは、支えとなっている家族や友人と別れてしまうことです。これからも、ずっと一緒にいたいと心から願う家族との絆が引き裂かれるとき現れる寂しい、悲しい気持ちは、関係存在を失う苦しみです。さらには、将来の夢を失うことは、将来こんなことをしたいと願っている選択肢を失うことでもあります。自分の選ぶことができる選択肢が減り、将来の夢を失うことで、自分の選ぶ自由が制限されると感じるとき、自律存在を失うスピリチュアルペインをも感じます。つまり、終末期医療の現場で、いのちが限られる苦しみは、何も時間存在を失うスピリチュアルペインだけではなく、関係存在、自律存在をも失う苦しみなのです。これをイラストにすると、図6-3で表すことができます。図6-3は、時間存在の柱だけではなく、関係存在、自律存在、3本ともが折れてしまい、平面が水没しているイラストです。

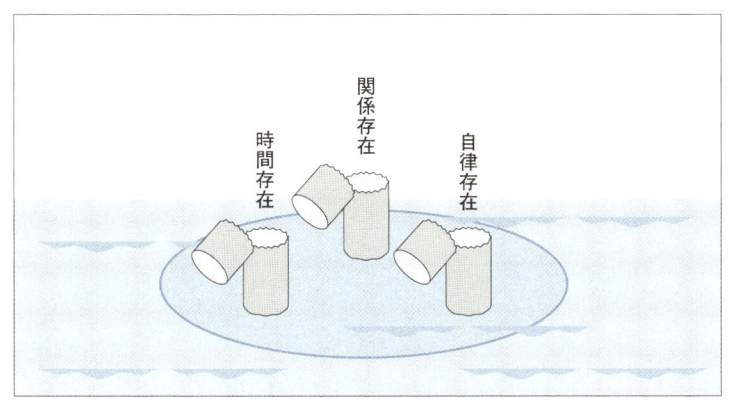

〈図6-3〉3つの支えを失うとき

"スピリチュアルペイン（存在と意味の消滅）"という概念は、とても奥深いものですが、ここではシンプルにイメージすることを試みまし

た。その上で、スピリチュアルケアの可能性を、このイラストを用いて考えてみたいと思います。

6-4 スピリチュアルケアをイメージする

スピリチュアルペイン（存在と意味の消滅）をイメージできたとき、スピリチュアルケアもイメージできる可能性が見えてきます。スピリチュアルペインは、3本の柱で支えられていた平面が、柱を失い傾いたり、水没してしまったりしている状態と紹介しました（図6-2, 6-3）。このスピリチュアルペインで不安定な状態に対して、スピリチュアルケアが提供されるということは、この傾いたり、水没したりしている平面を、ある高さで水平に保つことであるとイメージしてみたいと思います。どうしたら、ある高さで水平に保つことができるでしょうか？

ある高さで平面を水平に保つためには、折れてしまった柱を修復して支えることができるようにするか、折れてしまった柱は修復できなくても、他の柱を太くして平面を水平に支えることが必要です。そのとき人の存在は不安定な状態から、より安定した状態になったとイメージすることができます。存在と生きる意味を失っていた人が、新しい支えを得ることにより、存在と生きる意味を再構築していく可能性が見えてきます。

時間存在の柱が折れ、平面が傾いていた人が、新たな支えを見出すことがあります。将来が見えなくて、自分自身の存在と生きる意味を失う苦しみの中で人生を回顧したとき、今まで見えづらかった自分の支えに気づくことをホスピスの現場では経験します。仕事人間だった人が、家族の支えに気づいたり、友人の支えに気づいたりするとき、関係の支えが太くなり、傾いていた平面は水平性を取り戻すことができます（図6-4）。さらに、もし自分が亡くなったとしても、まだ行ったことのない向こうの世界からでも、この家族を温かく見守ることが

できると思えたり，死んだら亡くなったおじいさんに会えると思ったり，死んだら亡くなった戦友に会ってお礼が言いたいと思ったりすることができたならば，死を超えた将来の夢が与えられます。すると，今まで折れていた時間存在の柱も再構築され，平面はさらに安定性を増していきます（図6-5）。

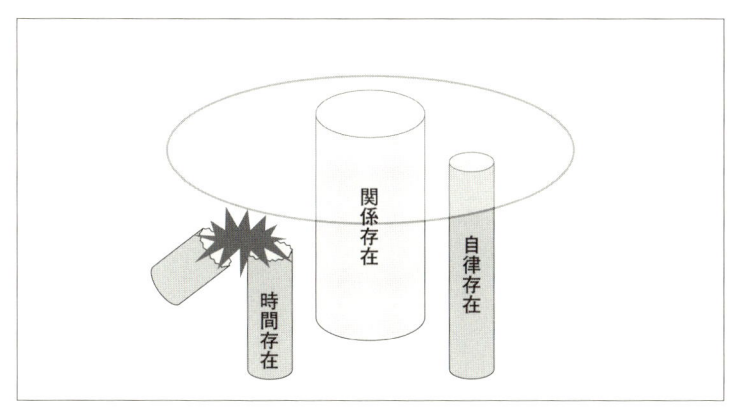

〈図6-4〉太くなった関係存在で支えられたとき，平面は水平に回復する

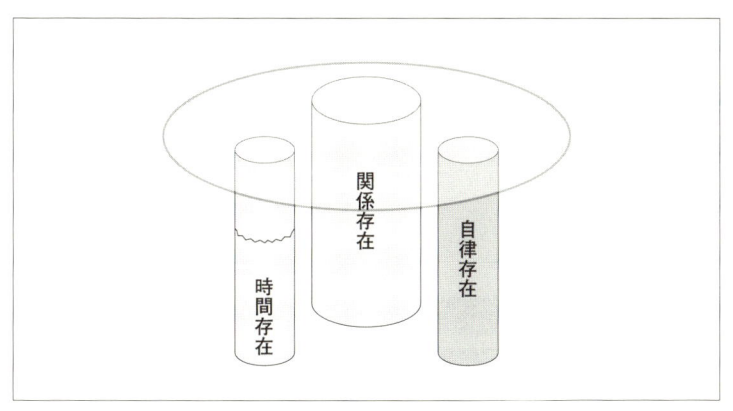

〈図6-5〉死を超えた将来の確信を得たとき，時間存在の支えも再構築され，平面は水平に安定する

苦しみの体験は，ひとりひとり異なります。同じように苦しみの中での支えられ方も，ひとりひとり異なります。援助者である私たちは，

"存在と生きる意味を失う"スピリチュアルペインで苦しむ人が，個別性の高い苦しみの中にあって，生きようとする支えを育む可能性を意識して関わっていきたいと思います。安易な励ましがまったく通じない場面，言葉を失ってしまうような場面に直面したとしても，援助者である私たちがこの意識を持ち続けることができるとき，絶望にうちひしがれていた人が希望の光を見出す可能性が見えてきます。この援助には，いくつかの訓練（第7章以降で紹介する援助的コミュニケーション）が必要ですが，ごく一部のエキスパートしかできないケアではないと考えています。

今まで，死を前に現れる理不尽な思いに苦しむ人に，どう接してよいかわからなかった人が，少しでも援助の方向性を意識でき，関わる可能性を持つことができたならば，事態は変わるでしょう。安易な励ましではなく，ひとりひとり異なる支えを，その人の言葉，態度からキャッチしていくこと，そしてその支えを太くする援助を意識してみるだけで，援助の関わり方は一変するでしょう。繰り返しますが，支えはひとりひとり異なります。援助者が信じる支えは，まったく通じないということも大切です。私と相手とは異なる人間であるという意識を持つ必要があります。"目の前の苦しむ人にとっての支えは何であろうか？"という意識を持って耳を傾けていくとき，今まで気づかなかった何かが見えてくるでしょう。

6-5 スピリチュアルケアは，平面が傾いた人のためのケアだけではありません

本章では，スピリチュアルケアをイメージするために，3本の柱で支えられた平面モデルを紹介してきました。すると，今まで何気なく行ってきた援助が，支えを太くする援助であったことにあらためて気づく人もいるかもしれません。こんなことをすると喜んでくれる，こ

の話をすると，この人はうれしくなる。このような経験は，皆さんの中にもあるでしょう。

いつも不定愁訴ばかり訴えるおばあさんが，お孫さんのことになると一変して顔の表情が穏やかになる場合があります。これは，おばあさんは，お孫さんという関係の支えが太くなることによって，穏やかさが与えられると考えることができます。お孫さんの話を聴くことは，この支えとなる関係存在の柱を太くする援助を行っていることになります。このようなことは，皆さんの日常の臨床の現場でよくあることではないでしょうか？

スピリチュアルケアは，何もスピリチュアルペインとして平面が傾いたり，水没したりする人のためだけのケアではありません。きわめて細い柱で，かろうじて平面は水平性を保っている場合もあります。普段は，落ち着いて生活を送っていても，ちょっとした出来事で，存在がきわめて不安定になってしまうことがあります。ちょっとしたことでキレてしまう人がいます。電車の中でマナーの悪い人に過剰に注意して暴力を振ってしまう人，車の運転マナーのことで過剰に反応してしまう人がいます。このような人も，普段は穏やかに生活しています。しかし，一度何かの原因が与えられると一転して存在は不安定な状態となります。

普段は平面が水平でも，小さな出来事で水平性を失うとき，普段から支えとなる柱を補強して安定させておくことが大切になると考えます。喩えるならば，普段は水平を保つ高速道路の柱に対して，大きな地震にも耐えられるように補強工事を行うようなものです。日常の生活では，高速道路の柱は，高速道路を支えるのに十分な力があります。しかし，大きな地震では，もろくもくずれてしまうことがあります。普段は平面が水平だから，柱を補強する必要がないというわけではありません。定期的に柱のメンテナンスを行い，非常時に備えておく必要があります。

スピリチュアルケアは，人の存在を支える柱（時間存在，関係存在，自律存在）を太くする援助とイメージできたとき，何も平面が傾いたり水没したりする人だけのケアではないことがわかると思います。終末期の場面だけではなく，日常生活の中にあったとしても，人の存在と生きる意味を支える援助を意識した関わりを提供していきたいと思います。

6-6　3つの柱による平面モデルの課題

この3つの柱による平面モデルを紹介するにあたり，いくつかの課題があります。

1番目の課題として，村田先生は，このイラストの表記には難色を示しております。人の存在は，イラストとして表すことができないと指摘されております。『現象学辞典』（弘文堂）によると「存在」は，次のように記載されています。

> 存在：在るもの・存在者については，それが在る・それは〜である・〜にある，などと言うことができるが，在ること・在るということ・存在については，存在者について在ると言うのと同じ言い方をすることはできない。したがって，存在は「与えられている」という言い方しかできない。存在は存在者といったものではない。──『現象学辞典』（弘文堂）より引用

ハイデッガーは，名著『存在と時間』の中で，「存在者」と「存在」と「存在の意味」とを区別して論じ，後に「存在論的差異」として明示しています。哲学の世界は，とても奥深く，浅学な私の頭では，存在と存在者の違いを明快に区別して説明することができません。私のつたない頭での理解は次の通りです。

動詞は見えないが，名詞は見えるもの。つまり，"食べる人"は目で

見ることができますが，"食べる"という動詞そのものは，見ることができません。"走る人"は目で見ることができますが，"走る"という動詞そのものは，見ることができません。同様に，"生きている人"は目で見ることができますが，"生きる"ということを見ることはできません。このように，存在者は，それが在ると言うことはできますが，在ることを同格で言うことができない…という理解です。

このことを視野に入れて，3つの柱による平面モデルは，"存在"ではなく"存在者"を表すものとして理解していきたいと思います。時間・関係・自律の3本の柱で，あるときは水平性を維持したり，あるときは柱が折れたことにより水平性を失ったりする"存在者"を表すイラストであると。

2番目の課題は，平面はあくまでイメージであり，数量化できるものではないということです。イラストとして紹介された平面図に，様々な解釈が加わっていくとき，平面の傾き度や，平面のぐらぐらする不安定感を数量化するような心理テストが開発されてしまうのではないかとの恐れを抱いております。このイラストは，あくまで存在を失う人の苦しみ，不安定さをイラストとしてイメージすることや，不安定な状態であったにもかかわらず，支えを得たとき，存在として安定していくことをイメージする目的で紹介したものです。決して，傾きの度数を数量化する目的ではないことを銘記していただきたいと思います。

3番目の課題は，スピリチュアルケアの意識は，"平面を水平にする"だけではないということです。平面が水平になるのも，平面が傾くのも，その平面を支えている柱の状態が大切です。支えとなる柱がしっかりしていなければ，平面は傾いてしまいます。ですから，平面を支えている柱を太くすることを意識していくことは，決して間違いではありません。しかし，この"平面を水平にする"という意識だけでは，実際の臨床の現場では限界があります。

実際の臨床の現場では，死にたくないと希望される方がいます。少しでも治療を続けて，長く生きていたいと希望される方がいます。にもかかわらず病状が進んでいくとき，元気でいたいという希望と，進行していく病状という現実の開きが大きくなり，苦しみはきわめて大きなものになることがあります。このように苦しみが大きいとき，とても穏やかに過ごすことはできません。この場合，平面はぐらぐらと不安定な状態であることは想像できると思います。この不安定な状態が，水平で安定した状態になるようケアを提供しようという意識は，基本的には間違っていません。しかし，本当に意識したいのは，平面ではなく，その平面を支えている柱の部分です。

基本的な援助の意識として，患者さんが"穏やかである"と認識できるために，"支えを太くする"援助を提供するという考えでよいと思います。しかし，実際には，とても"穏やか"になるとは思えない場合があります。このときに考えていきたい姿勢は，何も"穏やかさ"を追求するだけではなく，"穏やかではない"と認識する生き方を支持することも大切になる場合があるということです。これを3つの柱による平面モデルで考えると，"平面を水平にすること"だけを追求するのではなく，たとえ平面が傾いたり，水没したりしていても，その人の生き方そのものを支持していくということです。この場合，折れた柱を修復することを意識するのではなく，折れたままの柱を折れたままの状態で認めていくこと，平面は傾いたままでも，その傾いた状態を認めていくことが援助者の意識の中に含まれている必要があるということです。

6-7　第6章のまとめ

スピリチュアルケアを提供することは，簡単なことではありません。スピリチュアルケアの試験を行い，合格点が100点満点のうち80点として，もし一般の医療従事者に試験を行えば，平均点10点以下の

厳しい試験になるでしょう。本章で紹介した3つの柱による平面モデルは，この平均点を10点以下から60点ぐらいに上げるための入門者向けのモデルと考えたいと思います。死を前に現れる理不尽な思いには，安易な励ましはまったく通じません。"どう向き合っていけばよいかわからない"と，苦しむ患者さんから逃げていた医療従事者が，患者さんと向き合い，耳を傾けて聴くためには，スピリチュアルケアの方向性をある程度イメージする必要があります。抽象的で，難解な言葉で説明するスピリチュアルケアではなく，たとえ哲学的な内容を含んだとしても，初心者にも心に残るようなイメージを意識できたとき，苦しむ人の真の援助が増えていくであろうことを期待したいのです。

3つの柱による平面モデルは，決してパーフェクトではありませんが，スピリチュアルケアの理解を深めるために紹介していきたいと思います。

7 援助的コミュニケーション

　第6章まで，認識論をベースにスピリチュアルケアの理論的な枠組みについて紹介してきました。ここまで読むと，何となく私もスピリチュアルケアができるのでは，と思う人もいるかもしれません。しかし，どれほど理論的な枠組みを学んだところで，患者さん・家族を目の前にして実際にケアができるかと言えば，まずほとんどできないと思います。逆に，理論的な知識を持てば持つほど，かえってその理論がスピリチュアルケアの邪魔になる可能性すらあります。

　コミュニケーションと言うと，"私が知っている情報を，相手にわかりやすく伝えること"と考える人もいるかもしれません。実際に，医学部の講義で紹介されているコミュニケーションの多くは，悪い情報をどのように伝えるか(Breaking Bad News)という項目に時間を割いていることがほとんどです。しかし，医療側の情報を患者さん・家族に上手に伝えても，スピリチュアルケアはうまくいかないことが多いでしょう。「なぜ私がこんな病気でいのちを落とさなくてはいけないの？」という問いかけに対して，医療従事者が科学的な根拠をもとに説明を行っても，決して苦しみをやわらげる援助にはつながらないのです。

　どのようなコミュニケーションであれば，スピリチュアルな苦しみをやわらげることができるのでしょうか？　この問いかけに対して，村田先生から教えていただいた援助的コミュニケーションを，この第7章で紹介したいと思います。

7-1 苦しむ人の前で私たちにできること

苦しむ人の力になりたいと願うとき，私たちにはいったい何ができるのでしょうか？

がんの痛みで苦しむ人に，適切なオピオイドやNSAIDsを処方することができれば，痛みの苦しみをやわらげる援助を提供することができます。お風呂に1人で入ることができたがん患者さんが，病状の進行に伴う全身衰弱のため，自宅のお風呂に入ることができなくなっても，介護保険を利用して入浴サービスを受けることができるとき，お風呂に入ることができないという苦しみをやわらげる援助を提供することができます。このように，何か見える形で力になれるとき，苦しむ人と関わる可能性が見えてきます。苦しみをやわらげる適切な方法を知っていれば，苦しむ人にアドバイスをすることは，決して悪いことではありません。困難を前に，滅入ってしまいそうなとき，誰かにがんばれと励まされてうれしい人がいます。大きな困難を前に，1人きりでは逃げ出したくなりそうになっても，一緒に力になってくれる誰かから，がんばれと言われて乗り越える人もいるでしょう。

しかし，アドバイスや励ましがまったく通じない場合があります。

若くしてがんにかかり，余命が限られた患者さんから，「なんで私がこんな病気になったのですか？」と問いかけられたとき，私たちはこの患者さんに，どのような力になれるでしょうか。小さな子どもを残して逝かなくてはいけない自分の人生を振り返って，「私の人生には，どんな意味があるのでしょうか？」と聞かれたら，何と返したら力になれるのでしょうか？　このような場合，何のアドバイスも励ましも通じません。安易な励ましは，かえって苦しみを大きくしてしまうでしょう。

ここでは，励ましやアドバイスが通じない場面で，苦しむ人に対して私たちにできることを考えていきたいと思います。

7-2　理解・共感とは？

最初に，結論から紹介します。

> 苦しんでいる人は，苦しんでいる自分のことをわかってくれる人，理解してくれる人がいるとうれしいということです。

どんな人が，わかってくれる人，理解してくれる人になるのでしょうか？ ポイントは，苦しんでいる人から見て，わかってくれる人，理解してくれる人になることが，援助的コミュニケーションの目標だということです。

ここで出てくるキーワードに**理解・共感**という言葉があります。この理解という言葉について考えてみましょう。一部の医療者がしばしば用いる表現に，「苦しみをやわらげる援助とは，相手を理解・共感することである」という言葉を聞くことがあります。では「理解・共感」とはどのようなことでしょうか？

「理解」を辞書で引くと次のように説明されています。

理解：物事の道理がわかること。意味・内容などを正しく判断すること。「文章[日本語・年金制度]を——する」「——が早い」「何を意図しているのか——に苦しむ」「——力」他人の立場や気持ちをくみとること。「——ある態度を示す」「生徒に——のある先生」

同様に「共感」を辞書で引くと，次のように説明されています。

共感：他人の意見や感情をまったくその通りだと感じること。また，その気持ち。「若者の——を呼ぶ主張」「その考えには——できない」

「私が，苦しむ人の気持ちを理解・共感する」という用法では，私が，苦しむ人の立場や気持ちをくみとること，苦しむ人の意見や感情をまったくその通りだと感じることということになります。それでは，

本当に，私は，苦しむ人の立場や気持ちをくみとることや，苦しむ人の意見や感情をまったくその通りだと感じることができるでしょうか？

事例を紹介します。

事例① Oさん：42歳，男性，膵臓がん。Kさん：会社上司

2カ月前に健康診断で糖尿病を指摘され，精密検査を受けたところ，膵臓がん，肝転移，腹膜転移と診断され，予後3カ月と伝えられました。家族は奥様，小学4年生の息子さんとの3人暮らしでした。積極的な治療が困難と伝えられ，会社を休職して自宅で療養することになりました。会社の上司Kさんが心配して家にお見舞いに来たときの会話を紹介します。

- **K1** 急に会社を休職することになって，びっくりしました。みんなも心配しています。
- **O1** 今日は，わざわざお越しいただいてありがとうございます。私も，あまりにも急なことで，本当に驚いています。私は，今までまじめに生活していました。たばこも吸いません。お酒も飲みません。両親も健在です。がん家系でもありません。
- **K2** そうなのですか。ご両親が健在なのですね。さぞかしご両親も驚いたことでしょう。
- **O2** 実は，両親には，まだ伝えていません。いったい，なんて言っていいかわからなくて…。
- **K3** そうですか…。ご両親には，まだ伝えていないのですね。
- **O3** いったい，私が何を悪いことをしたのでしょう？　もう頭の中が真っ白になって，何をしてよいかわかりません。もう，いっそのこと，列車に飛び込んで一瞬で死ぬことができたら，どんなに楽になるかなと思うこともしばしばあります。

K4 Oさん，気を確かにして下さい。Oさんには，奥さんもお子さんもいるじゃないですか。今は，大変な時期でも，きっといつかは良いことがありますよ。世の中にはがんが消えたと書いてある本もあると聞きました。きっとなんとかなりますよ。大丈夫ですよ！

O4 …簡単に言わないで下さい。この2カ月，あちこちの病院をかけずり回ってきました。どこの病院でも，もう治療法がないと言われました。どれほど医学が進んでも治すことが無理なことはわかっているのです。

K5 確かに，今までの病院では言われたかもしれない。しかし，まだ何かあるのでは…。

O5 もういいんです。もう何も考えたくない…。

K6 実は，昨年の春に，家内の母を亡くしました。同じ膵臓がんでした。義母も，同じようなことを言っていました。Oさん，あなたの気持ち，よくわかりますよ。

O6 …いいかげんにして下さい。Kさんは，元気じゃないですか。私，もうすぐ死ぬのですよ！ 元気なKさんに私の気持ちなんか，わかるはずがありません。大好きな家内や子どもを残して逝かなくてはいけない悔しい思い，いったいあなたに何がわかるのですか？

K7 …。

いかがでしょうか？ Kさんは決してOさんを怒らせようと思っていたわけではありません。少しでも励まして力になりたいと思っていました。しかし，実際には，元気にさせたいというKさんの思いとは裏腹に，かえってOさんの気持ちをいらだたせてしまいました。

Kさんは，義母を昨年の春に亡くした体験がありました。亡くなった義母の体験から，初めて診断を受けたときの気持ちや，治すことがで

きないとわかって，もう何も考えたくないという気持ちを，理解していました。そして，同じように膵臓がんの診断を受けて頭が真っ白になった気持ち，もう何も考えたくないというOさんの気持ちを理解しようとしました。しかし，Oさんは，Kさんにわかってもらった感じはしませんでした。

「あなたは元気じゃないですか。私，もうすぐ死ぬのですよ。元気なあなたに，私の気持ちなんか，わかるはずがありません」

この言葉は，終末期医療におけるコミュニケーションの原点になる言葉です。

コミュニケーションを教えている一部の先生の中には，相手の立場にたって注意深く観察をすれば，相手の気持ちを理解・共感できると考える先生もいます。あるいは，コミュニケーションの訓練を受けていけば，相手の気持ちを理解・共感することができる，相手の気持ちがそのまま自分の中に伝わってくる…と言う先生もいます。

しかし，私はあえてNoと言いたいと思います。

どれほど心をこめて相手の立場に立っても，あるいは，同じような病気の体験があったとしても，基本的に，私にとって相手とは，他者であり，100％同じ気持ちになることはありえないと考えるのです。どれほど注意深い観察を行い，ある程度の苦しみを理解できたとしても，本当の相手の苦しみをすべて理解することなどできないと考えるのが自然だと思います。もし，あなたが，大切な支え（友人でも家族でもかまいません）を失った場合を考えてみて下さい。理不尽な苦しみのため，気持ちが滅入り，何の言葉も浮かばない苦しみの中で，あなたの前に，「あなたの苦しみを私は理解・共感できる，あなたの気持ちが私にそのまま伝わってくる…」と言う人が現れたら，どう思うでしょうか？　たぶん，不愉快に思うことでしょう。

あらためて，私たちは，苦しむ人の気持ちを理解・共感できるのか？を問い直す必要があります。

7-3　理解するのではなく，理解者になることはできる

理解しようとすることは大切です。私たちは，苦しむ人を，心配をし，気遣い，注意深い観察を通して，理解しようとしていきます（図7-1）。この注意深い観察は，私たちの主観的な理解ではなく客観的な理解として医学・科学の発達に寄与してきました。苦しむ人に対して，注意深い問診と内科診断，検査データや画像診断を通して，ある人を早期の胃がんと診断したり，ある人を心筋梗塞後の心不全と診断したりすることができます。たとえ，関わる医療者が異なったとしても，共通の尺度である診断基準を通して客観的な理解が可能となります。観察する人によって，結果が異なることはありません。観察から得られた情報をもとに客観的に苦しむ原因を理解できるからです。人の心も，心理テストなどによって，ある程度の範囲で理解することができます。不安であったり，うつ状態であったり，心理テストの結果による客観的な尺度は，治療効果を判定する上で，とても大切な指標になります。

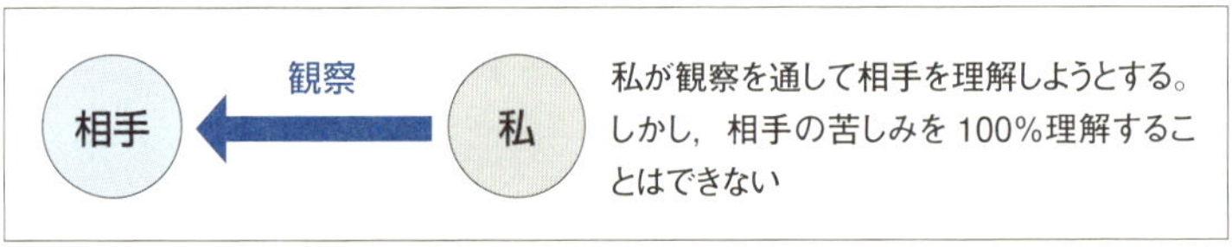

相手 ← 観察 ― 私　　私が観察を通して相手を理解しようとする。しかし，相手の苦しみを100％理解することはできない

〈図7-1〉観察によって相手を理解しようとする

しかし　どれほど注意深い観察を行ったとしても，あるいはどれほど優秀な心理テストが開発されたとしても，生きていく上で避けることのできない理不尽な苦しみ，特にこの本で紹介してきた人間の存在と（生きる）意味が消滅するようなスピリチュアルペインをかかえた人の苦しみを，他者が100％理解することはできません。"相手を理解する"というスタンスは，限界があることを知る必要があります。

援助的コミュニケーションを学ぶ上で，私たちは，苦しむ人の思いをすべて理解・共感することは，基本的にできないというスタンスをま

ず押さえたいと思います。どれほど，心をこめて相手を理解しようとしても，苦しむ人の本当の気持ちをすべて理解することは，他者である私にはできません。それでも，苦しむ相手を理解できない私が，なお，苦しむ人の前で何ができるのか？と問いかけてみたいと思います。はたして，相手のすべてを理解することのできない私が，苦しむ人と何か関わることなどできるのでしょうか？

ここでは，発想を180度変えて，苦しむ人と関わる可能性を考えてみたいと思います。理解・共感という言葉は，確かに大切な言葉です。ここで発想を変えるのは，誰が理解するのか？という視点です。どれほど，注意深い観察を行い，相手の立場に立って理解しようとしても，援助者である私は，苦しむ人の気持ちを100％理解することはできないでしょう。そこで，主語を変えてみるという発想を持ちます。つまり，理解するのは，私ではなく，苦しむ相手であるという発想転換です（図7-2）。

たとえ私は相手を理解できなくても，苦しむ相手が，私を理解者だと思うことはできるのではないか。この発想であれば，関わる可能性が見えてきます。つまり，私が理解するのではなく，苦しむ人から見て私が理解者になることを目標としたとき，関わる可能性が拓けます。どんな私であれば，苦しむ相手からみて，理解者になれるでしょうか？

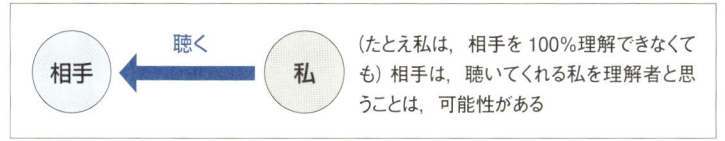

〈図7-2〉聴くことによって，苦しむ相手の理解者になろうとする

援助的コミュニケーションの課題を再度確認します。**苦しんでいる人は，自分の苦しみを理解してくれる人・わかってくれる人がいるとうれしいのです。**どんな人が，理解してくれる人・わかってくれる人になるのでしょうか？という視点です。

苦しんでいる人から見て、"わかってくれた""理解してもらった"と思う人とは、病気の話をわかりやすく説明する人ではありません。おもしろい話で笑わせてくれる人でもありません。あるいは、がんばれと励ます人でもありません。つらいときにはつらい、苦しいときには苦しいと、ていねいに話を聴いてくれる人が、わかってくれる人、理解してくれる人になります。

なんだ、聴くことなのか！と思う人もいるかもしれません。聴くことの大切さは、もう十分知っているという人もいるかもしれません。しかし、聴くことは、一見、簡単なようできわめて奥の深い、そして意識して訓練をしなければいけない大切な援助なのです。なぜ、聴くことが難しいかというと、人は相手を"理解した"と思ったとき、話を聴かなくなるからです。

7-4　相手を理解したと思うとき，人は話を聴かなくなる

事例を紹介します。

事例② Hさん：64歳，男性，気管支喘息。L：医師

長年，気管支喘息を患っていたHさんは，2週間前に風邪をひき，喘息が悪化したため，かかりつけ医より紹介を受けて，近くの病院に入院を余儀なくされました。入院した午後に，主治医であるL医師が回診にやってきました。Hさんにとって，L医師は初対面でした。Hさんには，気がかりなことがありました。来週，5歳になるお孫さんの誕生日を祝うために，でかける予定でした。なんとか，来週までには良くなりたいと心配していました。

L1 Hさん，はじめまして。
H1 先生，はじめまして。
L2 私が担当になるLです。

H2 Hです。よろしくお願いいたします。先生，私は，気管支喘息を長年患ってきました。そして，2週間前に風邪をひいてから体調が悪くなり，ここ数日はほとんど夜も眠れないほど咳が続いていました。そして，昨日，かかりつけの先生から，この薬を出してもらって飲んだのですが，まだ治らないので…。

L3 Hさん，病歴は，もう知っています。紹介していただいた先生から詳しい紹介状をいただいております。既に検査データも画像診断も見てきました。私は，Hさんに会うのは初めてですが，Hさんの問題点をすべて把握しています。

H3 先生，でも私には孫がいまして…。

L4 ですから，私は既にあなたが風邪をきっかけに喘息が悪くなっていることを把握しております。何も心配ありません。適切な抗菌薬と点滴で安静にしていれば，じきに良くなることでしょう。

H4 （沈黙）

いかがでしょうか？ 確かにL医師は，Hさんが風邪をきっかけに気管支喘息が悪化したことを把握していました。喀痰培養を行い，適切な抗菌薬などの感染対策をたてながら，ピークフローメーター管理を導入していけば，遠くない将来，喘息発作は落ちつくことを把握していました。しかし，Hさんは，自分の苦しみをL医師に理解してもらったと思えるでしょうか？ たぶん，理解してもらったとは思わないでしょう。なぜならば，L医師は，お孫さんの誕生日を楽しみにしているHさんの思いを聴かなかったからです。

人は，相手を理解したと思ったとき，話に耳を傾けなくなります。もう相手をわかったと思うからです。なぜ聴くことが大切なのか？ということをあらためて考えてみたいと思います。聴くことの意味は，私が，相手を理解することではなく，苦しむ人が，私を理解者と思うために聴くのです。この発想転換を大切にしたいと思います。

7-5　理解者になるための聴き方（第1段階：反復）

ここでのポイントは，苦しむ人は，苦しむ自分のことをわかってくれる人がいるとうれしいということでした。では，どんな聴き方をする私であれば，苦しむ人から見て理解者として認めてもらえるでしょうか？

ここが，村田先生が傾聴ボランティア育成の重要箇所として最も力を注いでいるところです。

図7-3をご覧下さい。

苦しんでいる人は，自分の伝えたいことをサインとして発します（①）。サインは，言葉であったり，非言語的なサインであったりするでしょう。そのサインを聴き手である私は，メッセージがあるものとして受け取ります（②）。苦しむ人から発したサインの中に，伝えたいメッセージがあるものとしてしっかり受け取っていきます。そして，受け取ったメッセージを言葉にして相手に返します（③）。これを「反復」といいます。

```
       ①サイン
   相手  →  私   ②相手のサインをメッセージとして受け取る
        ←
   ④   ③言語化して返す（反復）
   └─ わかってくれたと感じる
```

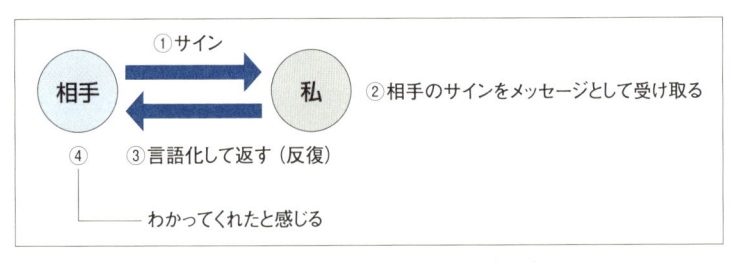

〈図7-3〉理解者になるための聴き方

反復は，単なるオウム返しではありません。相手の伝えたいメッセージに対する"私はあなたの言いたいことがわかりました"という大切な応答です。"苦しむ人は自分のことをわかってくれる人，理解してくれる人がいるとうれしい"ということを援助として考えたとき，この反復という技術が，"わかってくれた，理解してくれた"と感じて

もらえるための最も大切な技術となります。反復は，その考え方はきわめてシンプルですが，きわめて奥が深い技法だと思います。短い会話ならば，そのまま反復すればよいのですが，実際の臨床現場では，少なくともある程度まとまった内容を話されます。そのすべての内容を覚えておいて，すべて反復することは，できなくはありませんが，現実的ではありません。相手が1200字話した内容をすべて覚えておいて，反復する必要はないということです。

相手の伝えたいサインをメッセージがあるものとして受け止め，その伝えたいメッセージを言語化して相手に返すのが反復です。言語化して返すには，相手の語る言葉の中から，一番大切な鍵となる言葉を中心に要約する力が求められます。1200字相手が話をしたならば，およそ40字から50字ぐらいに要約する力が必要になります。聴き手である私が，相手のどこに意識を置くかによって，まったく違った反復になるでしょう。ただ単に聴くのではなく，相手の苦しみに意識を置いて聴く必要があります。聴き手のちょっとした意識のあて方によって，その後の会話の展開がまったく違ってくることはよく経験することです。ただ漫然と聴くのではなく，スピリチュアルケアが成立するためにも，相手の苦しみに意識をあてて聴くことが大切であることをしっかり心に銘記する必要があります。

苦しむ人は，聴いてくれた私が，自分の発したサインを受け止め，返事をしてくれたとき，満足をし，安心をし，聴いてくれた私を信頼します（④）。これが，援助的コミュニケーションの基本となる骨格です。ここまでが，反復を中心とした援助的コミュニケーションの第1段階です。

聴くことを学ぶとき，苦しむ人から見て，良い聴き手になれているかを常に意識しながら学んでいく必要があります。実際には，自分自身の会話記録を出して，援助的コミュニケーションの指導者からスーパーバイズを受けていく必要があります。私も，横浜甦生病院ホスピ

ス病棟勤務時代には，村田先生より指導をいただきました。しかし，この本を読んでいる皆さんのそばに，適切なスーパーバイザーがいるとは限らないでしょう。

ここでは，聴き手として良い応答をすることができたときに，苦しむ人が発するキーワードを紹介したいと思います。どんなキーワードかというと"そうなんです"とか"そうだよ"という言葉です。相手と会話をしていて，聴き手である私が応答した言葉に対して，"そうなんです"とか"そうなんだよ"という返事が来れば，基本的に聴き手である私は，良い応答をしたと考えてよいと思います。臨床の現場で，聴くことを学ぶとき，どんな応答をすれば，相手からこの"そうなんです"とか"そうだよ"という言葉が返ってくるかを意識して実践してみて下さい。

7-6　理解者になるための聴き方（第2段階：沈黙）

苦しむ人から見て，理解者になるための第1段階は反復でした。次の段階は，意識して少し待つという「沈黙」です。うれしい話，楽しい話ならば，反復をすれば，すぐに話が続くことでしょう。しかし，つらいこと苦しいこととなると，話がいったん途切れてしまうことがあります。話を聴いていて，相手の言葉を反復したものの，会話が続かない場面です。この静かな間を，どのように待つことができるかが，第2段階「沈黙」です。

一般的には，この間を待つことができません。何か，いい話をしなくてはいけないとか，長い間を嫌って，話題を変えてしまうこともあるでしょう。しかし，この「間」こそ，苦しむ人が，重たい自分自身の心の扉を開ける大切な時間なのです。胸の奥に閉じこめていた苦しみを少しずつ言葉にする作業を始めたとしても，すぐに話ができるわけではありません。重たい雰囲気の中で，言葉を選びながら，自分の苦しみを言葉という形に練り上げていくためには，それなりの時間が必

要になります。この大切な時間が「間」であり「沈黙」の時間なのです。会話記録を学びはじめて知ることの1つに，患者さんが発する大切な言葉は，しばらくの間をおいてから出てくることがあるということがあります。事例を通して学んでみましょう。

事例③ Jさん：58歳，女性　乳がん手術後再発，肺転移，骨転位。N：看護師
看護師が，朝の検温にJさんの部屋に訪室したときの会話です。

N1 Jさんおはようございます。
J1 おはようございます。
N2 Jさん，昨晩はいかがでしたか？
J2 昨日の夜は，一睡も眠れませんでした。
N3 昨日の夜，一睡も眠れなかったのですね。
J3 ええ，そうなんです。昨晩，緊急の入院があったり，隣の人がうるさかったりで，もう一晩大変でした。
N4 緊急の入院があったり，隣の人がうるさかったりで，大変だったのですね。
J4 はい。一晩中，眠れなくて，悶々としていました。
N5 一晩中，眠れなくて，悶々としていたのですね。
（しばらく沈黙）
J5 ねぇ看護師さん，私，このまま病気で死んでしまうのでしょうか？　入院しても，ちっとも良くならなくて，このまま家に帰れないかと思うと，不安で眠れなくなってしまいました。

いかがでしょうか？　何気ない会話のように見えて，今まで学んだ聴き方のエッセンスがつまっていますね。まず，看護師は，ていねいに反復をしています。最初の反復ぐらいであれば，それほど難しいと感じることはないでしょう。しかし，**J4**「一晩中，眠れなくて悶々としていました」とまで言われると，ついつい，「今晩，睡眠薬を増

やしましょう」とか，「Jさんは，いつも昼間寝ているから夜が眠れなくなってしまうのですよ」などと，答えてしまう人もいることでしょう。まずは，ていねいに反復することが，理解者として認められるための大切な技術となります。

その上で，注目したいのは， N5 で「一晩中，眠れなくて，悶々としていたのですね」と反復した後，しばらく沈黙があることです。眠れないという事実そのものは，既に看護師さんに伝えることができました。しかし，そのまま，会話はストップしてしまうのです。普通ですと，ここで，別な話題に切り替わってしまうかもしれません。しかし，Jさんの顔の表情から，何かこの後に伝えたいメッセージがあると感じたならば，あえて，ここで話題を切り替えないで，じっとJさんからの応答を待つ「間」，沈黙を守ることができます。すると，それまでとはまったく違う話題として，「ねぇ看護師さん，私，このまま病気で死んでしまうのでしょうか？ 入院しても，ちっとも良くならなくて，このまま家に帰れないかと思うと，不安で眠れなくなってしまいました」という大切な話を聴くことができました。

聴くことの難しさの1つに，この沈黙をなかなか守れないことがあります。どうしても聴き手が気まずい雰囲気と感じて話題を切り替えてしまうとき，せっかく重たい心の扉が開きかけたのに，フタをしてしまうことになりかねません。この待つという「間」，沈黙は，とても大切な技術です。どうしても，待つことが難しい場合には，「今，どんなことを考えていますか？」という方法もありますが，まずは，臨床の現場で，意識して待つことを試みて下さい。苦しんでいた人から，今まで気がつかなかった大切なメッセージが返ってくることを期待したいと思います。

7-7 理解者になるための聴き方（第3段階：問いかけ）

第3段階として問いかけという聴き方を紹介したいと思います。聴く

ことは，とても奥が深いものです。会話というものは，あらかじめ舞台の台詞のように決められていない限り，同じ2人であったとしても，同じ会話をすることはないでしょう。音楽で言うならば，クラシックの場合には決められた楽譜通りに演奏することが基本ですね。しかし，JAZZの場合はどうでしょう。楽譜があってもコードが書いてあるだけで，ほとんど即興で演奏する場合のほうが多いと聞いています。つまり，同じ曲であったとしても，1回1回が異なる演奏となります。会話も，ある意味で，JAZZと同じでしょう。聴き手が，苦しむ人のどこに意識をあてるかによって，話の展開は毎回変わってきます。

ところが，聴いている中で，同じ話が繰り返し繰り返し出てくることがあります。苦しむ人が，どうしてもあることが気になって仕方がないときなど，同じことを何度も繰り返すことはよくあることです。苦しむ人が納得するまで，徹底的に聴く姿勢が求められることがあります。しかし，いつまでたっても同じ所をぐるぐる回っている場合には，話をするほうも，だんだん苦しくなってしまうことがあります。そこで，少し交通整理をするために，フォーカスをあてて，問題点を明確化することがあります。これが問いかけという技術です。第1段階の反復と第2段階の沈黙に比べて，この問いかけは高等技術ではないかと感じています。

聴くことは，単なる受動的な援助ではありません。苦しみに意識をあてて，苦しむ人から見て理解者として認めてもらうための積極的な援助です。特に，第3段階の問いかけは，実際の現場で，経験を積みながら学んでいく必要があるでしょう。最初のうちは，自分の考えを押しつけてしまうような誘導尋問になりがちです。自らの会話記録を書いてみて，良い聴き手になるためのスーパーバイズを受けていくことをお勧めします。

7-8 演習

ここで会話の演習を行ってみたいと思います。次に例題を挙げますので，どのように返したら，相手からみて理解者になる聴き方になるのかを学んでみたいと思います。ここでは，相手の言葉を受けて，どのような応答をすると，"そうなんです"という言葉が聞かれるのかを意識して（　　　）内にあなたの応答を書いて下さい。

例題①　**相手**▶昨日，うれしい知らせがありました。今度の正月に，息子が孫を連れて家にやってくることになりました。

あなた▶（　　　　　　　　　　　　　　　　　　　　　　　　　　　）

↓答え

あなた▶昨日，うれしい知らせがあったのですね。今度の正月に，息子さんが，お孫さんを連れて家にやってくることになったのですね。

↓解説

普通に会話するならば，「良かったですね…」で終わってしまうかもしれません。このように返しても，それほど違和感なく話が続いていくかもしれません。それでも，意識して，相手の言葉をていねいに反復してみることを大切にしたいと思います。うれしいことを誰かに聴いてもらえるだけでも良いことでしょう。しかし，もう一歩進んで，相手の言葉を使って反復をしてみると，さらにうれしい気持ちが伝わったと思うことでしょう。

例題②　**相手**▶先日，腹部エコーの検査を受けました。検査をしていただいた先生が，なんだか難しそうな顔をして何度も同じ場所を調べていました。何か悪いものでもあるのかと心配になってしまいました。

あなた▶（　　　　　　　　　　　　　　　　　　　　　　　　　　　）

↓答え

あなた 先日，腹部エコーの検査を受けたのですね。検査をされた先生が，難しそうな顔をしていたのですね。何度も同じ場所を調べていて，何か悪いものでもあるのかと心配になったのですね。

↓解説

心配されている人を前にすると，つい「大丈夫ですよ」と声をかけたくなる人も多いでしょう。話をする人の中には，大丈夫と声をかけてほしいと願う人がいることも事実です。しかし，何を根拠に心配ないと言い切れるでしょうか。安易な励ましがまったく通じない場面も想定した場合，臨床の現場では，まずは，ていねいに反復することを大切にしたいと思います。ていねいに反復した後で，「大丈夫だといいですね」と付け加える場合は，あってもよいかもしれません。

例題③ **相手** もう精も根も尽きました。はやく向こうに逝きたいと思うようになりました。

あなた (　　　　　　　　　　　　　　　　　　　　　　　　)

↓答え

あなた もう精も根も尽きたのですね。はやく向こうに逝きたいと思うようになったのですね。

↓解説

実際の臨床の現場で，このように言われた経験はあるでしょうか？ホスピス病棟や緩和ケアの現場では，しばしば耳にするフレーズです。初めてこのような言葉を耳にすると，身体が固まってしまって，どのように返してよいかわからなくなってしまうことでしょう。何

か，気の利いた良いことを言いたい，少しでも元気をつけてあげたいとの思いを強く持つとき，「そんな弱気なことを言わないで下さい」とか「今の日本では，自殺幇助することはできません」などと返してしまうこともあるでしょう。

はやく逝きたいという気持ちは，希死念慮と呼び，緩和ケアでもしばしば大きなテーマになります。もちろん，はやくいのちを縮めることはできませんが，それでも苦しむ相手から見て，わかってくれたと思える私たちでありたいと思います。

この場面で，反復は簡単なようで，きわめて難しいと感じるでしょう。しかし，相手の使う言葉であれば，どんなにきわどい言葉であったとしても，反復してかまいません。まずは，相手の思いをしっかり受けて，相手の伝えたいメッセージを言葉にして返すことを基本としたいと思います。

今までの例題は，きわめて短い文章でしたので，そのまま反復すれば，大きな問題はありませんでした。次から紹介する例題では，もう少し長い文章を紹介したいと思います。

例題③ **相手** お手洗いに行ったり，洗い物したり，自分でしています。食事はたまにつくってもらっています。買い物は娘にしてもらっています。荷物を持つのがえらいし，ね。お風呂は誰かがいるときに入る。外出は1人で行くこともある。遠くまでは行きませんよ。日光浴がいいっていうから。忘れ物が困るの。こっち向けば忘れるの。ガスがもう，子どもたちが一番心配してるからね。

あなた （   ）

↓答え

あなた 忘れ物が困るのですね。こっち向けば忘れてしまうのですね。

ガスのこと，お子さんたちが一番，心配されているのですね。

↓解説

いかがでしょうか？　このような長い会話を前にすると，どこを反復してよいかわからなくなりますね。文章として読めば，最初の内容がわかりますが，これが臨床の現場ですと，会話の最初に何を話されたかを忘れてしまうこともあるでしょう。では，どこを反復したらよいのでしょうか？　援助的コミュニケーションは，単に日常会話ではありません。コミュニケーションを通して，少しでも苦しみをやわらげる援助を行いたいと意識します。援助的コミュニケーションの背景には，"苦しむ人は，自分のことをわかってくれる人がいるとうれしい"というテーマがありました。そして，援助者は，苦しむ相手を理解することは難しくても，理解者になる可能性はあることをふまえて，反復，沈黙，問いかけといった技術をもとに，ていねいに聴くことを，ここで学んできました。

このことを念頭に置き，会話のどこを反復すればよいかと言えば，"相手が一番伝えたいこと"を反復すればよいことが見えてきます。ですから，この会話で相手の伝えたいこととして，「忘れ物が困ること，こっち向けば忘れてしまう，ガスのことなど子どもが心配している」というあたりを反復することが大切になってきます。

7-9　第7章のまとめ

苦しむ人は，すべての人に苦しみを訴えるわけではありません。この人ならば自分の苦しみをわかってくれると思える人にだけ，苦しみを訴えます。私たちが，苦しむ人の力になりたいと願うならば，苦しむ人から見て"わかってくれる私たち"でありたいと思います。どんな私たちであれば，苦しむ人から見てわかってもらえる人になるのでしょう。それは，この第7章で紹介した，ていねいに話を聴くことの

できる私たちです。それも，ただ話を聴くのではなく，相手の苦しみに意識をあてて，反復，沈黙，問いかけができる私たちです。良い聴き手になるためには，どれほど本を読んでも力はつかないでしょう。実際に，臨床の現場に出て，意識を持ちながら，実践を繰り返すしかないと思います。そして，ご自身の会話記録をつくり，良い聴き手になるための訓練を積み重ねていくことが大切であると思います。

8 会話記録による学び
（良い聴き手になるために）

第7章では，援助的コミュニケーションについて紹介してきました。苦しむ人は，自分のことをわかってくれる人がうれしい。どんな人がわかってくれる人か？ということを突き詰めて考えると，ていねいに相手のメッセージを言語化して相手に返すコミュニケーション技術が求められることに気づきます。

実際に，良い聴き手になるためには，自分自身で会話記録を起こしてみることが大切です。しかし，なかなか難しいこともあるでしょう。最初は，数行でもかまいません。ほんの短いやりとりでもかまいません。まずは，会話記録を起こしてみて，良い聴き手になっているかを，皆さんで学んでみて下さい。すると，いかに自分が良い聴き手になっていないかがわかるかと思います。

この章では，実際の会話記録を通して，聴き手が，苦しむ人から見て良い聴き手になっているかどうかについて見ていきたいと思います。紹介する事例は，実際に私が経験した事例をもとに再現したものです。良い聴き手になるために，ここに紹介したいと思います。

8-1　事例紹介：Mさん（80代，女性）

訪問相手の紹介

Mさん，80代，女性。病名：骨粗鬆症に伴う腰椎圧迫骨折。高齢でありながら，独居の生活を送っています。腰痛などのため，通院が困難

となり，訪問依頼を受けました。この日の訪問は，2回目です。訪問の数カ月前には痛みのため外出が困難で介護保険を利用してヘルパーを依頼されましたが，1回のサービスだけで中止したままになっていました。その後，Mさんはヘルパーに依頼せずに，近くに住む娘さんに家事を依頼するようになりました。今回の訪問診療では，サービス担当者会議として，本人以外に娘さん，ケアマネジャー，ヘルパーが同席されていました。

自分自身の状況
午後最初の訪問。クリニックから比較的近い距離にあり，会うことを楽しみにしていました。

会話の内容
M：患者さん，O：医師，CM：ケアマネジャー，ヘル：ヘルパー，娘：患者さんの娘

- **O1** 今どんなことが1人の生活の中で心配でしょうか？
- **M1** 雨がふったときなんか寂しいなぁと思ったり…お天気の日と雨の日と違うんですよ。お天気だと1歩でも2歩でも外に出れるかなとか，雨の日は友達のところに行くわけにもいかないしね。
- **O2** 雨が降ったとき，寂しいなぁと思ったり，お天気だと外に出られるかなぁと思ったりするんですね。
- **M2** 寝ててもしかたないから，我慢して起きるんだけどね。みんな何もかもしてもらうのはつらいですよ。想像するだけでね。
- **O3** 何もかもしてもらうのはつらいんですね？
- **M3** 杖があると便利ですよ〜私の自由になってくれるじゃないですか。便利ですよ。
- **O4** ヘルパーさんが杖になってくれるといいんだけど…。
- **M4** ヘルパーさんもすごくいい。元気だし，話し相手になってくれ

て，元気になる。

（間）

O5　できることは自分でしたい。何もかもしてもらうのはつらい，と思っているんですね。その一方でヘルパーさんにも感謝しているんですね。

M5　はい。

O6　今，生活で困ることはありますか？

M6　お手洗いに行ったり，洗い物したり，自分でしています。食事はたまにつくってもらう。買い物はしてもらう。持つのがえらいし，ね。お風呂は誰かがいるときに入る。外出は1人で行くこともある。遠くまでは行きませんよ。日光浴がいいっていうから。先生，忘れ物が困るの。こっち向けば忘れるの。ガスがもう，子どもたちが一番心配してるからね。

O7　火の元を子どもさんたちが一番心配しているんですね？　電磁調理器などはどうでしょう？（娘さんに）

娘1　キッチンを全部変えたらどのくらいかかるかなぁとか思ってもいるんですが…。

O8　新しい器具の使い方などもありますからね。どうでしょう？

M7　先生，難しいものはだめなの。ベッドだって，ラジオだってテレビもいっぱいボタンがあって，一番簡単なやつを選んでもらったんだけど…。

CM1　今まで，1月○日に訪問した際のお話し合いで，ヘルパーの利用，デイサービス利用を開始。（その後のプラン変更内容をお話する…略）ご本人からもうやめたいということで，結局中止したのですが，どうしますか？　回数は増やしますか？

M8　（沈黙）

CM2　ヘルパーを追加して，デイはどうしますか？　そのままお休みしていますけれど…。

> **O9** まず，ご本人の希望から出発したいですね。

> **CM3** はい，もちろん。1月の時点では，Mさんにお会いしたときは，もうずっと横になっていて，起きることが難しくて寝たきりのような状態で，それでMさんご自身がヘルパーを希望したんですが，1度だけでお断りになって中止したんですね，なかなかこちらの思いが伝わらなくて。

> **M9** いいとか，悪いとかいろいろ変わってね…。

> **娘2** 14日にO先生が来てからね，とにかくものすごく安定してね。精神的にすごく違ったと思う。とても安定したんですね。前とは全然違いますね。

> **M10** とても難しいんですよね！ 自分で自分が嫌なんだけどね。年だから，皆さんにやさしくしなきゃとかね，思ってるんですけどね。
> （ケアマネジャー，娘さん，ヘルパーがそれぞれ話す）

> **O10** Mさん，ここは病院ではないから，一家の主ですからね，いいんですよ。嫌なものは嫌でいいんですよ。

> **M11** （間）え…ほんと？（こらえながら涙…見えないように何度も涙を拭く）
> （血圧測定）

> **O11** できることはできるように，できないことは人にお願いできるように，していきたいと思います。

> **M12** （頷く。涙）

> **O12** 血圧もいいね。Mさん長生きできるよ。90までは大丈夫だ。心臓もちゃんと動いている。（笑）

> **M13** 100まで生きたらどうしよう。100まで生きたら困る。

> **ヘル1** Mさん，100までだって大丈夫ですよ。

> **O13** 100まで生きたら困るんですね？ 何が困るのでしょう？

> **M14** 恥ずかしい。みんなに迷惑かけて，何の役にも立たないからせ

つない。ありがたいと思うけど親切にしてもらって。杖にも先生にも。

O14 恥ずかしいんですね。何の役にも立たないからせつなくて。Mさん，（間）お気持ちは，よく，伝わってきました。これからもできることはできるように，そう考えていきたいですね。

M15 （涙）

O15 お薬はまだありますか？

M16 痛み止めなるべく使わないでいる。それって，生きたいってことですよね。
（少し間をおいて）

O16 痛み止めの坐薬は自分で使えますか？

M17 使えます。

O17 便秘はしませんか？

M18 しません。

O18 （腹部を診察しながら）…便秘してるんだよね，便がたまっているから。Mさん，看護師さんに来てもらうのはどうだろう。便のこと，いろいろ相談して，すっきり出してもらうとかね。下剤を内服をするとくだってしまうこともあるから。

M19 え〜出てるんですよ。この前いつだったか…。ダメですか？そうしないと？

O19 看護師さんに来てもらうと安心なんだけど，もしMさんがご負担にならなければ。

M20 …先生，それはいよいよのときじゃだめですか？

O20 （頷く）年齢的にはたたけば埃の出る歳だ。（笑）今度またいつ頃顔を見に来ましょうか？

CM4 訪問看護は週に1度でいいんですか？
（間）

O21 まずは，Mさんの希望から出発して，できることをできるよう

に，できないことを誰かにお願いできるようにしていきたいと思っています。

CM5 では，今は訪問看護を入れず，ヘルパーもデイサービスもいいんでしょうか？

O22 いいと思います。Mさん，次回2週間後○月○日にまた伺います。

M21 （握手）

会話を終えた後の感想

1人暮らしをされているMさんの生き方を強く感じました。人に頼りたくないMさんの思いを大切にしながら，関わっていきたいと思いました。後半，次の訪問予定時刻を意識してしまい，話をきちんと聴けていないことを反省しました。2回目の訪問でしたが，Mさんの表情が明るくなっているように感じました。ケアマネさんの応答には少しビックリしました（だいぶかなぁ？）。

8-2 会話記録から学ぶこと

会話記録を学ぶとき，スピリチュアルケアを考える前に行うことがあります。それは，私たちが，苦しむ人から見て，良い聴き手になっているかどうかという問題です。既にご紹介しているテーマですが，どれほどスピリチュアルケアについての理論と知識があったとしても，苦しむ人から見て"わかってくれる人"にならなければ，真の援助者になることはできないだけでなく，かえって知識だけが先行して，悪い援助を提供してしまう恐れすらあるでしょう。

まず，よい聴き手になっているかを学ぶためには，逆である，悪い聴き手となっている箇所について学んでいきたいと思います。つまり，良い聴き手になるための勉強として，悪い聴き手にはならないことを意識したほうが，より理解が進むと思います。

では，会話記録に出てくるMさんに対して，悪い聴き手になっている箇所を列記していきたいと思います。聴き方の善し悪しは，Mさんの反応からある程度判断することができます。良い聴き方をすれば，Mさんは，頷いたり，会話がはずみます。悪い聴き方をすれば，言葉が少なくなるか，しゃべらなくなります。

8-3　ケアマネジャーの応答について

まず，ケアマネジャー（CM）の応答を挙げたいと思います。

CM1 今まで，1月○日に訪問した際のお話し合いで，ヘルパーの利用，デイサービス利用を開始。（その後のプラン変更内容をお話する…略）ご本人からもうやめたいということで，結局中止したのですが，どうしますか？　回数は増やしますか？

CM2 ヘルパーを追加して，デイはどうしますか？　そのままお休みしていますけれど…。

CM3 はい，もちろん。1月の時点では，Mさんにお会いしたときは，もうずっと横になっていて，起きることが難しくて寝たきりのような状態で，それでMさんご自身がヘルパーを希望したんですが，1度だけでお断りになって中止したんですね，なかなかこちらの思いが伝わらなくて。

CM4 訪問看護は週に1度でいいんですか？

CM5 では，今は訪問看護を入れず，ヘルパーもデイサービスもいいんでしょうか？

いかがでしょうか？　Mさんからみて，良い聴き手になっているとは思えませんね。確かに，この場はサービス担当者会議で，介護保険のサービスをどのように提供していくのか調整することを意識していたとはいえ，これでは何のためのサービスかわからなくなってしまい

ます。ケアマネジャーとは，本来，利用者さんの生活面をサポートすることで利用者さんの存在と生きる意味を援助すると考えたいのですが，ここでは，反対にMさんの存在を負の方向に引っ張っているように見えます。 M8 で，Mさんが沈黙している反応は，良い聴き手になっていない証拠と考えます。その上で，ケアマネジャーは，「なかなかこちらの思いが伝わらなくて…」とまで語り出します。ここまで来ると「援助」とは何か？と問いかけたくなる思いでした（実際に，現場でこの言葉を聞いたときには，あまりの衝撃にしばらく言葉が出ないほどでした）。

まず良い聴き手になるためには，相手の伝えたいことをしっかり聴くことが大切です。その上で，援助が展開されていくことを覚えておきたいと思います。

8-4　ヘルパーの対応について

次にヘルパーの応答はいかがでしょうか？

M13 100まで生きたらどうしよう。100まで生きたら困る。
ヘル1 Mさん，100までだって大丈夫ですよ。

医療関係者の皆さんは，このヘルパーの応答に近い形で返事をする機会が多くありませんか？　何か良いことを言ってあげたい。大丈夫と言ってあげることが，苦しみをやわらげる援助であると思い，ついついこのような言葉を発してしまうのかもしれません。何かで心配なとき，特に相手が大丈夫と声をかけてほしいときには，一言大丈夫という言葉は，大きな意味を持つかもしれません。しかし，終末期において，安易に励ますことは，かえって苦しみを大きくすることがあります。まずは，良い聴き手になることを意識して，相手の伝えたいメッセージに耳を傾けたいと思います。

では，どのように応答したらよいかは，次の O13 で反応したように，反復をしてみたいと思います。つまり，「100まで生きたら困るんですね」と返してみたいと思います。このように相手の思いを聴くことができて，100歳まで生きたら困る思いをさらに伺うことができるかと思います。

8-5　O医師の対応について

では，主体となってMさんの話を聴いているO医師の対応はどうでしょうか？ 反復を中心に関わってはいますが，必ずしもすべてが良い聴き手になっているわけではありません。
まず O4 を挙げてみます。

M3 杖があると便利ですよ〜私の自由になってくれるじゃないですか。便利ですよ。
O4 ヘルパーさんが杖になってくれるといいんだけど…。

幸いに，Mさんが話を好意的に続けてくれているのですが， **M3** で伝えたい中心的なメッセージは，「自由になってくれる」ということです。そして，「便利ですよ」という言葉を2回繰り返しています。相手が2回言葉として言うことは，大切なキーワードとして反復をしたほうが良いと考えます。ですから，ここでは，「杖があると便利なのですね。自由になってくれるのですね」と返したほうが良かったと思われます（実際のこの場面では，反復する意識でこの言葉を言ったのではなく，下を向いて自分の思いをぼそっとつぶやいてしまったというのが現実でした）。

次に， O7 と O8 を見てみたいと思います。

> **M6** お手洗いに行ったり，洗い物したり，自分でしています。食事はたまにつくってもらう。買い物はしてもらう。持つのがえらいし，ね。お風呂は誰かがいるときに入る。外出は1人で行くこともある。遠くまでは行きませんよ。日光浴がいいっていうから。先生，忘れ物が困るの。こっち向けば忘れるの。ガスがもう，子どもたちが一番心配してるからね。
> **O7** 火の元を子どもさんたちが一番心配しているんですね？ 電磁調理器などはどうでしょう？（娘さんに）
> **娘1** キッチンを全部変えたらどのくらいかかるかなぁとか思ってもいるんですが…。
> **O8** 新しい器具の使い方などもありますからね。どうでしょう？
> **M7** 先生，難しいものはだめなの。ベッドだって，ラジオだってテレビもいっぱいボタンがあって，一番簡単なやつを選んでもらったんだけど…。

さて，**M6** で，Mさんの一番伝えたいメッセージは何であったのでしょうか？ ここでは，「ガスのことを子どもたちが心配している」こともありますが，その前に述べている「忘れ物が困るの。こっち向けば忘れるの」という箇所がMさんの一番伝えたいテーマと考えたほうがよいでしょう。しかし，ここではO医師が「忘れ物が困る」ことに触れずに，火の元のことを意識して，話を展開していきます。
ここでは，「忘れ物が困るのですね」ということを返してみたいと思います。

次に，**O11** を見てみたいと思います。

> **O10** Mさん，ここは病院ではないから，一家の主ですからね，いいんですよ。嫌なものは嫌でいいんですよ。

M11 （間）え…ほんと？（こらえながら涙…見えないように何度も涙を拭く）

（血圧測定）

O11 できることはできるように，できないことは人にお願いできるように，していきたいと思います。

今までの流れで，ケアマネジャーから，ヘルパーを入れないことやデイサービスに行かないことを指摘されて気持ちが落ち込んでいる状況の中で， **O10** で，O医師より自分で嫌なものは嫌と断ってよいことを認めてもらえてうれしい様子が伝わってきます。そこまでは，良いかと思いますが **O11** では，「（自分で）できることはできるように，できないことは人にお願いできるように，していきたい」と話しています。前半の「自分でできることはできるように」は良いのですが，後半の「できないことは人にお願いできるように，していきたい」という箇所はいかがでしょうか？ 自分でできることを自分で行うということについては，まず問題はないですが，はたして自分でできないことについて誰か人にお願いすることを，Mさんが選ぶでしょうか？ つまり，後半の箇所は，O医師が勝手に思って話を進めていると考えることができます。できれば，前半の箇所で止めておいて，後半の「できないことは人にお願いできるように」という箇所は言わないほうがより良い応答と考えます。

次に **O16** を見てみたいと思います。

O15 お薬はまだありますか？

M16 痛み止めなるべく使わないでいる。それって，生きたいってことですよね。

（少し間をおいて）

O16 痛み止めの坐薬は自分で使えますか？
M17 使えます。

この **O16** は，この会話の中で鍵となる箇所です。なぜならば，Mさんは，**M13** で「100まで生きたら困る」，**M14** で「恥ずかしい。みんなに迷惑かけて，何の役にも立たないからせつない」と，自分が生きていることについて負の方向で意識が働いています。ところが，**M16** では「痛み止めなるべく使わないでいる。それって，生きたいってことですよね」と気持ちが変わっていきます。この一番大切な箇所をO医師は見逃してしまい，痛み止めであったり，便秘のことについて話を進めてしまっています。

実は，会話記録を掘り起こしてみて，この大切な箇所にきちんと反応しなかったことを反省して，その次に訪問した際に，あらためてMさんの「生きたい」という気持ちを意識しながら話を伺ってみました。すると，訪問の最後のほうでしたが，次のように話をされました。

2週後の会話記録より

O1 生きていたいというお気持ちでしたよね。
M1 両方（100歳まで生きていたら困るという気持ちと生きていたいという気持ち），そういう欲があるから。
O2 生きていたいという気持ちは，どういうところから…。
M2 自分の家庭をしっかりしようとばっかりで，欲深かったから。ご恩返しもね，できなくて，孫を見たいとかいろいろあるけれど。身内もご近所の人もちょっと一言口をきいただけでも出合いでしょう。今になれば，本当に良かったな〜って，そういうふうに思う。そうすると，こんなにできなくても，生きることっていいことだなぁ，お迎えが来るまで心配かけるけれど，生きていたいなぁ，生きるっていいなぁと思う。雨がふれば寂しい

なぁと思うし，晴れれば幸せだなぁと思うし，単純なものなの。

いかがでしょうか。生きたいという思いの中に，関係性の支えがありありと浮かんでくる様子が伝わってきます。この関係性の支え（孫を見たい，身内もご近所も一言口をきいただけでも出合い）をしっかりと育むことができたとき，たとえ自律（できなくなる）の支えが不安定でも，生きていたいという思いを持ち続ける可能性が見えてきます。

次に O18 O19 を見てみましょう。

O18 （腹部を診察しながら）…便秘してるんだよね，便がたまっているから。Mさん，看護師さんに来てもらうのはどうだろう。便のこと，いろいろ相談して，すっきり出してもらうとかね。下剤を内服をするとくだってしまうこともあるから。

M19 え〜出てるんですよ。この前いつだったか…。ダメですか？ そうしないと？

O19 看護師さんに来てもらうと安心なんだけど，もしMさんがご負担にならなければ。

M20 …先生，それはいよいよのときじゃだめですか？

O20 （頷く）年齢的にはたたけば埃の出る歳だ。（笑）今度またいつ頃顔を見に来ましょうか？

O18 で便秘が気になったO医師は，便の調整のために，定期的に訪問してくれる看護師さんのことを紹介しています。それだけであれば良いと思うのですが，**O19** で，「看護師さんに来てもらうと安心なんだけれど」とまで言っています。誰が安心かと言えば，O医師が安心なのであって，この姿勢は援助者としてはあまり勧められない姿勢です。

また，少し細かいのですが，O医師の聴き方が少し聴き急いでいる傾向にあることが気になりました。次に挙げる会話を見て下さい。

> **O13** 100まで生きたら困るんですね？　何が困るのでしょう？

アンダーラインに示した箇所は，聴き急いでいると考えた箇所です。この会話では，次にMさんが話をされているからよいのですが，聴き急ぐと，気持ちの整理ができないままにせかされているように感じるかもしれません。もう少し，Mさんが気持ちを整えるまで待つことができたほうが，良い聴き手になるでしょう。

> **O11** できることはできるように，できないことは人にお願いできるように，していきたいと思います。
> **O21** まずは，Mさんの希望から出発して，できることをできるように，できないことを誰かにお願いできるようにしていきたいと思っています。

ここでは，先に挙げたように，もしMさんができなくなったときのことについて，誰にお願いするか，Mさんからは何も聴いていません。このあたりは，今後の課題として，もし自由がきかなくなったときに，Mさんが何を選ぶのかについて，Mさんの思いをていねいに聴いていく必要があるでしょう。

いかがでしょうか？　いかに聴くことが難しいかが，おわかりいただけたでしょう。このように，訓練を受けているエキスパートでも，実際の現場では，反省を繰り返す毎日です。この繰り返しを通して，より質の高い聴き手として向き合うことができたとき，次に展開するスピリチュアルケアの可能性が見えてくると考えています。

9

スピリチュアルペインのアセスメントとケアの実際

　第1章から第8章まで，スピリチュアルケアの理論的な枠組みと，援助的コミュニケーションを紹介してきました。本章では，スピリチュアルケアを実際に行うために，スピリチュアルペインのアセスメントとスピリチュアルケアのプランニングの基礎を紹介します。今まで，ぼんやりとイメージしてきたスピリチュアルケアが，具体的な会話の中で，どのように展開していくのかをつかむことができれば，OKです。

9-1　スピリチュアルケアを会話として行うための注意点

　スピリチュアルケアを会話として行うための注意点を先に紹介します。この本で，いくら理論的な枠組みと具体的な事例を紹介しても，実際に皆さんが，臨床の現場で簡単に実践することは難しいことでしょう。

　村田先生は，このことの喩えとして，どれほど水泳の本を読んでも，実際に水の中に入らなければ泳ぐことはできないと言っておられます。最初から上手に泳げる人はいません。まずは顔を水につけることから始め，水に浮かぶこと，バタ足や息つぎを覚えて，ようやく25mを泳げるようになります。それでも，いきなりオリンピック選手のように速く泳ぐことはできません。練習に練習を重ねて，上手になるものです。

　スピリチュアルケアも，実際の臨床現場に数多く出て，自分の会話記

録を書き出して，学ぶ必要があります。短い会話記録でもかまいません。自分の会話を書き出してみると，いかに良い聴き手になっていないかが学べることでしょう。何気ない会話の中にも，いくつものヒントがあります。その上で，以下のポイントが実践できているかについて，学んでいく必要があると考えます。

1. 苦しむ人からみて，良い聴き手になっている（援助的コミュニケーションを実践できている）。
2. 苦しみは，希望と現実の開きであることを理解し，表面的な訴えだけではなく，苦しみの本質に意識をあてて聴いている。
3. スピリチュアルな苦しみは，"自己の存在と意味の消滅から生じる苦痛"であることを意識して聴いている。
4. 会話より，存在として強まっているか，弱まっているかをアセスメントできる。
5. 存在として強まったり，弱まったりする理由が，時間・関係・自律のいずれに該当しているかをアセスメントできる。
6. 強まっている存在は，さらに強く，弱まっている存在は，強める援助プランを立案できる。

9-2 会話記録をもとにしたスピリチュアルペインのアセスメントとスピリチュアルケアの実際

これから，短い会話を提示します。必ずしもスピリチュアルペインとは限りませんが，存在として強まっていたり，弱まっていたりする会話を通して，具体的なスピリチュアルペインのアセスメントとスピリチュアルケアのプランニングについて考えていきましょう。

事例① Aさん：77歳，女性。O：医師

A1 今，楽しみにしていることがあるんです。

O1 今，楽しみにしていることがあるのですね。

A2 ええ，実は，孫がこんどの日曜日に面会に来てくれることになったのです。（　）

O2 お孫さんが面会に来てくれることになったのですね。

A3 そうなんです。だから，今からうれしくてうれしくて…。どんなおみやげを用意しようか悩んでいるんですよ。

問題1

（　）内には，＋が入るでしょうか，それとも－が入るでしょうか？ つまり，この **A2** が存在として強まっていれば＋，弱まっていれば－を入れます。

問題2

上記で挙げた＋もしくは－は，どのような理由で＋もしくは－になっているのでしょうか？　時間，関係，自律の中からアセスメントして下さい。

問題3

上記のアセスメントをもとに，**A3** に続いてどのような応対が良いと思われますか？

O3 として，ふさわしい回答を答えて下さい。

この場合，＋は＋＋になるように，－は＋になるように考えていきます。

⬇問題1の解答

A2 ええ，実は，孫がこんどの日曜日に面会に来てくれることになったのです。（＋）

文章の流れから，Aさんは，存在として強まっていることが明らかで

す。この A2 では，Aさんは，存在として強まっているとアセスメントして，（＋）とします。

⬇問題2の解答

では，Aさんは，どのような理由で存在が強まっているのでしょうか？ 人の存在が強まったり，弱まったりする存在論については，第4章と第5章で紹介しています。もし，よくわからないと思う人は，再度復習をして下さい。スピリチュアルケアのアセスメントも，プランニングも，この存在論をベースにしています。存在論の理解なくしては，アセスメントもプランニングも行うことができません。

さて，この A2 では，どのような支えが働いているのでしょうか？ 今度の日曜日という言葉から，将来の夢とアセスメントする人もいるかもしれません。確かに，存在が強まっているのは，将来の夢があるからだと考えることも可能です。しかし，会話の前後関係から明らかなように，お孫さんとの関係が，Aさんをうれしい存在にしていることを考えれば，ここでは，お孫さんとの関係で存在がプラスになっているとアセスメントします。関係存在（＋）。

⬇問題3の解答

ここでは，＋に対して＋＋になるような応答を考えてみたいと思います。 A3 で終わっている会話に対して，どのような応対，つまり O3 を行うとよいのでしょうか？

援助的コミュニケーションの基礎として，まずは反復を行うことから始まりますので，

> O3 うれしくてうれしくて，どんなおみやげを用意しようかと悩んでいるのですね。

と応答することが大切になるでしょう。その上で，どのような応答をすると＋が＋＋になるでしょうか？ ここでは，Aさんの支えをより太くするような話を伺うことによって，＋＋になることを意識したいと思います。

具体的には，Aさんにとって支えとなっているお孫さんの話を伺ってみたいと思います。
「どのようなお孫さんですか？」と O3 では，聴いてみたいと思います。
すると，「やっとできた孫でしてね，娘が結婚して3年目にしてようやく生まれたんです。だから，うれしくてね」と話をしたり，「3人目の孫なんだけどね，女の子は初めてでね，だから，かわいくてしょうがないんですよ」などと話をするかもしれません。存在を＋にしている理由が会話の中から明らかになった場合には，ていねいに反復をしながら，＋になっている理由を伺ってみるとよいでしょう。すると，何気ない会話であっても，自然に気持ちが穏やかになっていくことを経験します。この事例では，Aさんの支えであるお孫さんの話を伺うことによって，関係の支えを太くする援助の可能性を考えたいと思います。

事例② Bさん：62歳，男性。O：医師

B1 いよいよ来週手術を受けることになりました。
O1 来週手術を受けることになったのですね。
B2 生まれて初めて手術を受けるので，はっきりいって怖いです。
O2 生まれて初めて手術を受けるのですね。怖いのですね。
B3 でも，この写真があるから…。
O3 写真があるのですね。どんな写真ですか？
B4 実は，私の家族の写真なんです。家内と子ども2人。今までよく働いてきたと思います。仕事でつらいとき，この写真を見てきました。家族がいるから，がんばってこられました。（　）

問題1

（　）内には，＋が入るでしょうか，それとも－が入るでしょうか？

問題2

上記で挙げた＋もしくは－は，どのような理由で＋もしくは－になっているのでしょうか？　時間，関係，自律の中からアセスメントして下さい。

問題3

上記のアセスメントをもとに，**B4** に続いてどのような応対が良いと思われますか？　**O4** として，ふさわしい回答を答えて下さい。

⬇問題1の解答

B4 実は，私の家族の写真なんです。家内と子ども2人。今までよく働いてきたと思います。仕事でつらいとき，この写真を見てきました。家族がいるから，がんばってこられました。（＋）

B4 より，Bさんは，「がんばってこられました」と話されています。今まで苦しくても，がんばってきたことを思い出します。ここでは，Bさんの存在は強まっているとアセスメントし＋とします。

⬇問題2の解答

では，Bさんは，どのような理由で存在が強まっているのでしょうか？「家内と子ども2人。今までよく働いてきたと思います。仕事でつらいとき，この写真を見てきました。家族がいるから，がんばってこられました」と言っているのですから，家族が支えになっていることは明らかです。

つまり，関係によって存在が強まっていると考えます。関係存在（＋）。

⬇問題3の解答

上記の結果をもとに，**B4** に続いての対応を考えたいと思います。この場合，＋が＋＋になるようにしてみたいと思います。家族がBさんにとっての支えですから，家族の話を伺うことが，支えを太くする援助につながると考えます。写真が出てきますので，写真のことを

伺ってもよいでしょうし，素直にご家族について伺ってもよいでしょう。

実際には，反復から入るので，

O4　「家族の写真があるのですね。奥様とお子さん2人…，今までよく働いてきたと思うのですね」と反復して待ってもよいと思います。また，続けて，「このご家族がいるから，がんばってこられたのですね」と加えてもよいでしょう。そして，「どんなご家族ですか？」と問いかけてみたいと思います。Bさんにとって，いろいろな思いがある家族ですから，どのような反応があるかは，わかりませんが，その思いをしっかり聴いていきたいと思います。

事例③　Cさん：65歳，女性，未告知。O：医師

C1　最近，家族が来てもなんだか様子が変なのです。
O1　最近，ご家族の様子が変なのですね。
C2　はい。せっかく面会に来てもなんだかよそよそしくてね。
O2　せっかく面会に来ても，よそよそしいのですね。
C3　ええ。前は面会に来てくれることがうれしかったのですが，最近では，家族に会うと，なんだかかえってつらくなってしまうのです。（　）

問題1
（　）内には，＋が入るでしょうか，それとも−が入るでしょうか？

問題2
上記で挙げた＋もしくは−は，どのような理由で＋もしくは−になっているのでしょうか？　時間，関係，自律の中からアセスメントして下さい。

問題3
上記のアセスメントをもとに，**C3**に続いてどのような応対が良い

と思われますか？ **O3** として，ふさわしい回答を答えて下さい。この場合，＋は＋＋になるように，－は＋になるように考えていきます。

⬇問題1の解答

C3 ええ。前は面会に来てくれることがうれしかったのですが，<u>最近では，家族に会うと，なんだかかえってつらくなってしまうのです。</u>（－）

会話から明らかなように，Cさんの存在は，弱まっていると考えてよいですね。いろいろな理由があることは，次の設問で考えていきますが，つらくなってしまうCさんの存在をまず意識してみたいと思います。そして，－に傾いているCさんの存在を，少しでも＋に援助できる可能性を考えてみたいと思います。

⬇問題2の解答

では，Cさんは，どのような理由で－な存在になっているのでしょうか？

「家族に会うとつらくなる…」と述べていますから，表面的な解釈をすれば，関係の－となります。気まずい人と会うと，気持ちが滅入ってしまう場面などは，この関係の－が働いていると考えてよいと思います。「会うと気まずい家族がいるから，つらくなる…」だけであれば，関係の－としてのアセスメントを中心に考えますが，はたしてそれだけでしょうか？　なぜならば，前は会うことがうれしかったと述べています。つまり，以前は良い関係性であった家族が，今はそうではないことになります。その背景に，なんだかよそよそしいという言葉も聞かれます。つまり，よそよそしい背景にある意味を考えていく必要があります。

よそよそしさは，どこから来るのでしょうか？　隠し事があったり，ひとりの人間として大事にされていないと感じたり，こんなときに，

よそよそしさを感じるとすれば，この苦しみは，時間・関係・自律の中で，どのジャンルに当てはまるでしょうか？

ここでいう"よそよそしさ"は，自律を失う苦しみに該当すると考えます。つまり，検査の結果や，今後の治療方針など，正確な情報を教えてもらえないことや，これからどのような場所で，どのようなケアを受けていくことができるのかについて，自分の意思で選ぶ自由がないと考えるのです。未告知の患者さんが感じる疎外感は，表面的には関係存在（−）と考えても，本質としては自律存在（−）とアセスメントしたほうがよいと考えます。

告知することだけが正しいとは思いませんが，ひとりの人間として誠実に向き合うことを大切にしたいと思います。すべての人ではありませんが，中には「もう年だから，詳しい検査の結果は聞いてもわかりません。先生が一番良いと思うものを息子と話し合って決めて下さい。ただ，痛いことだけは勘弁ですよ」と話をされる方もいます。この場合でも，心から信頼できる誰かに，自分の病状について，あるいは今後の治療方針について"ゆだねる""手放す"ことができたならば，自律存在はマイナスにはならないと考えます。

関係存在（−），自律存在（−）。

⬇問題3の解答

上記の結果をもとに， C3 に続いての対応を考えたいと思います。Ｃさんの−の状態を，少しでも＋に働くような援助の可能性を考えてみたいと思います。

関係の−，そして自律の−としてアセスメントし，その鍵となる存在として家族が浮かび上がったとき，家族へのアプローチが大切になってくるでしょう。直接，ここでの C3 に対する対応とは異なるのですが，家族に会って，家族から見たＣさんへの思いを伺ってみたいと思います。もし，家族から見ても，Ｃさんに会うことが気まずかったり，つらくなってしまったりするようであれば，介入する余地があ

ると思います。つまり，気まずくなく，つらくなく向き合える可能性を，家族のまなざしで考えてみることです。そして，もし，Cさんの病気と向き合っていく必要性を家族がしっかりと考え，病状についてある程度本人に伝えていく必要性を家族が理解し得たならば，家族と本人との関係性が好転する可能性があります。その時点になれば，Cさんも，家族に会うことがつらくなくなるでしょう。

医療の世界では，しばしば家族神話という言葉があります。患者さんにとって家族は支えである。よって，家族との時間をもっと取れるように，外泊や退院を指導することが大切である…と。しかし，患者さんと家族との関係性が悪く，患者さんにとって－となる関係の場合には，外泊や退院をして，関係の悪い環境に戻ることは，決して良いとは思えません。家族が必ずしも支えにならないからです。一方，家族はいないけれど，支えがある患者さんもいます。たとえば，独身のまま長年働いてきた女性が終末期を迎えた際，ともに働いてきた仲間や先に逝っている両親が心の支えになったり，信仰が支えになったりする場合があります。

ですから，「家族が支えになる」という固定観念を取り払い，患者さんにとっての支えとはどんなものか？　家族にとっての支えとはどんなものか？　という意識を持って臨床の現場に臨みたいと思います。

もし，家族が病状について本人に伝えることを強固に反対した場合には，どのような援助プランをたてることができるでしょうか？　この場合には，家族が支えになることが難しい可能性が高くなります。よそよそしさについても，解決することが難しいかもしれません。この場合，家族へのアプローチではなく，本人へのアプローチを考えてみたいと思います。つまり，Cさんにとっての支えを伺ってみるというアプローチです。

一般的には，ライフレビューという方法で，ご自身の人生を伺うのですが，いきなり「Cさんにとって，どんな人生でしたか？」という問

いかけは，とてもできないものです。

ここで，C3 を受けて，O3 として，どのような対応ができるかを考えてみたいと思います。

O3 前は面会に来てくれることがうれしかったのですね。最近では，家族に会うと，なんだかかえってつらくなってしまうのですね。と，まず反復をして受けてみたいと思います。そして，会話の間をみて，「ところで，Cさんは，どちらの生まれですか？」とたずねてみたいと思います。どのような返答がくるかは予測できませんが，65年間，生きてきたことを振り返るきっかけになることでしょう。「私は，東北の岩手の生まれでしてね，18歳まで盛岡にいました。そして，就職のため上野に出てきて働いていました…」と語るかもしれません。

ご主人と出会った話であったり，お子さんが生まれた頃の話であったり，その中で，苦しいときに支えとなった話を伺うことができればよいと思います。

「姑がきびしくてね，何度も田舎に帰ろうかと思っていました。そんなとき，実家の母の苦労を思い出してね。こんなことでくじけてはいけないと思って，今までがんばってきました」という会話が伺えるかもしれません。この場合には，実家のお母さんが，支えになってきたということが明らかになります。

会話記録だけではわかりませんが，－な状態から＋に援助できる可能性は，どんな状況でも残されていると考えます。たとえ，厳しい状態であったとしても，援助者としての可能性を考えていきたいと思います。医療者が信じる価値基準を押しつけるのではなく，患者さん・家族それぞれが持つ支えを，その人の言葉や態度からキャッチし，援助として支えを強めていく可能性を探っていきたいと思います。

事例④ Dさん：65歳，男性。O：医師

D1 昨日，息が苦しくて，もうだめかと思いました。

O1 昨日のことですね。息が苦しくて，もうだめかと思ったのですね。

D2 ええ，あのときはそう思いました。
（沈黙）

D3 夫婦仲良くやってきました。今まで私が病弱な家内の面倒をみてきたのです。私がいないと家内1人では生きていけない，だから，家内を残して私が逝くわけにはいかないと思ってがんばってきました。でも，こんなにやせてしまって…。

O2 夫婦仲良くやってきたのですね。今までDさんが奥様の面倒をみてきたのですね。そして，奥様を残してDさんは逝くわけにはいかないと思ってがんばってきたのですね。

D4 ええ，そうなんです。…でも，頭ではわかっているんです，もう時間がないこと。だから，家内に会うと，申し訳ない思いがいっぱいになって，情けなくなるんです。（涙）（　）

問題1
（　）内には，＋が入るでしょうか，それとも－が入るでしょうか？

問題2
上記で挙げた＋もしくは－は，どのような理由で＋もしくは－になっているのでしょうか？　時間，関係，自律の中からアセスメントして下さい。

問題3
上記のアセスメントをもとに，**D4** に続いてどのような応対が良いと思われますか？　**O3** として，ふさわしい回答を答えて下さい。この場合，＋は＋＋になるように，－は＋になるように考えていきます。

⬇問題1の解答

> **D4** ええ，そうなんです．…でも，頭ではわかっているんです，もう時間がないこと．だから，家内に会うと，申し訳ない思いがいっぱいになって，情けなくなるんです．（涙）（−）

会話から明らかなように，Ｄさんの存在は−に傾いているとアセスメントできます．申し訳ない思い，情けなくなる思い，このような思いは，存在として弱まっている状態と考えます．どのようにアプローチしたらこの−を＋にすることができるのでしょうか？　この可能性を考えるためにも，次の設問である，Ｄさんの存在が−になる要因を考えていきたいと思います．

⬇問題2の解答

では，Ｄさんは，どのような理由で−な存在になっているのでしょうか？

「家内に会うと，申し訳ない思いがいっぱいになって，情けなくなる…」という内容をとらえて，関係性の−と考える人も多いでしょう．確かに，表面的には，奥様との関わりがマイナスに働いている様子は伝わってきます．しかし，このＤさんの苦しみがどこから来るのかを考えていくとき，新しい展開も見えてきます．

苦しみの構造を考えてみたいと思います．苦しみとは，ただ単に痛いとか，苦しいというのではなく，希望と現実の開きが苦しみであるという基本をしっかりと押さえたいと思います．すると，ただ何となく苦しいのではないという状況が見えてくるでしょう．

このＤさんの苦しみとは，いったいどのような内容なのでしょうか？ここでは，Ｄさんの希望は何か？そしてＤさんの現実は何か？と考えてみたいと思います．

Ｄさんの希望は，「病弱な家内の面倒をこれからもみていきたい」という思いです．自分がいないと奥様は1人では生きていけない…，これからも面倒をみていきたいという思いから治療を続けてきた…，とい

う話ですね。これに対して，Ｄさんの現実はどうでしょうか？「…でも，頭ではわかっているんです，もう時間がないこと」という内容は，病気の進行が避けられず，やせてしまった自分を見て，時間が限られている，奥様の面倒をみることができない，それが現実だということです。つまり，Ｄさんの苦しみは，奥様の面倒をみたいという希望と，しかし，面倒をみることができないという現実の開きととることができます。ここで，将来がないという点に意識を置けば，時間の－とアセスメントすることができますし，奥様の面倒をみるという選択肢を失う点に意識を置けば，自律存在を失う苦しみとアセスメントすることができます。特に，ここでは，選択肢を失う自律（－）を選んでみたいと思います。

自律存在（－），時間存在（－）。

⬇問題３の解答

上記の結果をもとに，　D4　に続いての対応を考えたいと思います。Ｄさんの－の状態を，少しでも＋にできるような援助の可能性を考えてみたいと思います。

もし，関係の－ならば，Ｄさんが奥様と会わなければよいという変なアセスメントが生まれて，「奥様に会わないように面会謝絶…」というこれまた変なプランが浮かんでしまいます。しかし，ここでは，別なアプローチを考えてみたいと思います。つまり，Ｄさんの苦しみをやわらげるために，どのように柱（存在）を強めることが，より現実的かを考えてみたいと思います。

自律という枠組みでプランを立てるならば，Ｄさんの希望を実現するための選択肢を考えていきたいと思います。つまり，どうしたら奥様がこれからも安心して生活を送ることができるかについて考えてみたいと思います。まずは，ていねいに反復しながら，あらためて，Ｄさんが奥様のこれからのことについて気にかけていることを確認してみたいと思います。その上で，どうしたら，奥様が安心してこれからを過

ごすことができるかについて，Dさんに問いかけてみたいと思います。もし，Dさんが，"自らが元気になって奥様の面倒をみたい" と強く希望すれば，最期までDさんの思いを支持していきながら接していく必要があるでしょう。"死にたくない，自分が奇跡を起こして，家内の面倒をみたい" と希望すれば，その思いを否定することは，援助にはつながらないでしょう。もし，誰か安心して奥様のことを世話してくれる人を探したいとの思いがあれば，この思いをしっかりと受けて，MSWやケアマネジャーなどの信頼できるスタッフとともに，奥様の今後に心配がいらなくなるような可能性を一緒に考えていきたいと思います。大切なことは，Dさんの支えを，Dさんの言葉や態度からキャッチしていく姿勢です。医療者が思う価値基準はまったく通じないことがあります。こちらが良いと思った支えではなく，苦しむ人が，苦しみそのものを変えることができなくても，それでも，苦しみの中にあって，生き続ける（存在し続ける）可能性を探っていきたいと思います。

事例⑤ Eさん：77歳，女性。O：医師

- **E1** 昨年，主人を亡くしました。
- **O1** 昨年，ご主人様を亡くされたのですね。
- **E2** 脳梗塞で3年間，寝たり起きたりの生活でした。
- **O2** 脳梗塞で3年間，寝たり起きたりの生活だったのですね。
- **E3** 私が自宅で面倒をみていました。一生懸命看病しました。もう思い残すことはありません。
- **O3** Eさんがご自宅で，一生懸命看病されたのですね。もう思い残すことはないと思っているのですね。
- **E4** はい。仲の良い夫婦でした。いつも一緒に旅行に出かけていました。今でも主人がそばで見守ってくれる感じがしています。だから，今は1人で生活をしていても寂しくはありません。（　）

問題1
（　）内には，＋が入るでしょうか，それとも－が入るでしょうか？

問題2
上記で挙げた＋もしくは－は，どのような理由で＋もしくは－になっているのでしょうか？　時間，関係，自律の中からアセスメントして下さい。

問題3
上記のアセスメントをもとに，E4 に続いてどのような応対が良いと思われますか？　O4 として，ふさわしい回答を答えて下さい。この場合，＋は＋＋になるように，－は＋になるように考えていきます。

⬇問題1の解答
E4 はい。仲の良い夫婦でした。いつも一緒に旅行に出かけていました。今でも主人がそばで見守ってくれる感じがしています。だから，今は1人で生活をしていても寂しくはありません。（＋）

会話から明らかなように，Eさんの存在は＋に傾いているとアセスメントできます。「1人で生活していても寂しくはありません」という思いは，存在として強まっている状態と考えます。この＋の思いを，どうしたら＋＋とすることができるでしょうか？

⬇問題2の解答
会話から明らかなように，亡くなったご主人との関係が支えになっている様子がわかります。仲の良い夫婦であり，いつも一緒に旅行に出かけていたご主人であり，亡くなった今でも，そばで見守ってくれているご主人との関係の支えがあるからこそ，今は1人で生活をしていても寂しくはないと言っているとアセスメントしたいと思います。

この会話からは，関係の支えによる＋とアセスメントしますが，Eさんの会話からは，脳梗塞のご主人を自宅で3年間にわたって面倒みて

きたことなどから，積極的に関わりを持とうとする意欲を感じます。ここでは，直接ではないのですが，Eさんの生き方として，ご主人の面倒をみる選択肢を選んできたととるならば，Eさんの支えとして自律の部分も含まれている可能性があります。この後の会話の中に，直接ではなくとも，Eさんの生き方を支える柱として「自律」があると意識できたときには，単にご主人との関係性だけではない，Eさんへのケアプランが浮かび上がってくると思います。

関係存在（＋），自律存在（＋）。

↓問題3の解答

上記の結果をもとに，　**E4**　に続いての対応を考えたいと思います。Eさんの＋の状態が＋＋に働くような援助の可能性を考えてみたいと思います。まずは，ていねいに反復した上で，関係性の支えであるご主人の話を伺ってみたいと思います。

> **O4** 仲の良いご夫婦だったのですね。いつも一緒に旅行に出かけていたのですね。今でもご主人がそばで見守ってくれる感じがしていて，だから，今は1人で生活をしていても寂しくはないのですね…。どんなご主人ですか？

あえて過去形にしなくても，現在も見守ってくれていると意識したならば，問いかけも現在形で伺ってもよいかと思います。Eさんが支えを意識できたならば，あらためて存在が強まる可能性が見えてきます。支えとなる関係は，目で見え，耳で聞こえ，手で触れるだけではありません。たとえ，目に見えない存在になっても，もし，心と心がしっかりつながっていると実感できたならば，関係存在は時間・空間を超えて成立します。

また，これからEさんの存在を強めるケアプランの中には，脳梗塞で寝たり起きたりのご主人の看病をしてきたという生き方をされた部分を意識していく必要があるでしょう。自分で自己決定できる生き方を援助の柱として考えていきたいと思います。しかし，あまり先入観を

強く持ちすぎると，ていねいに話を聴けなくなる可能性があります。人の心や気持ちは，ちょっとしたことで強くなったり弱くなったりしますので…。ですから，朝と昼と夜とは，同じ人でも思いが変わるかもしれないという気持ちで，話をていねいに伺っていきたいと思います。その上で，Eさんにとっての支えとは？という意識を持って，関わっていきたいと思います。

10 スピリチュアルペインのアセスメントとケアの実際〈応用編〉

　第9章では，比較的短い会話を通して，スピリチュアルケアの可能性を探ってみました。本章では，これまで学んできた対人援助の基礎を押さえた上で，実際の会話記録を通して，スピリチュアルケアの実際を学んでみたいと思います。なお，ここで紹介する事例は，個人情報に配慮した上で，会話記録を本人・ご家族に提示の上了解を得ております。

10-1 事例①：自分が全部受け入れたんです，ここまでにならないと納得できませんでしたと語られたMさん

訪問相手の紹介

　Mさん，80代女性，終末期がん患者。息子さん夫婦と3人暮らし，近くに娘さんたちが住んでいます。

　X年春に進行がんとの診断を受け，積極的な治療を希望せず，自宅で静かに逝きたいと希望されX年6月より定期的な訪問診療を行うようになりました。ご主人は既に他界されていました。

自分自身の状況

　この日は，午前・午後と終日訪問のスケジュールが入っており，朝から数えて9件目の訪問でした。この後も訪問を控えていました。訪問の滞在時間の制約を感じながらも，いつも大切なメッセージを伝えて

いるMさんの思いを聴こうと思い訪問しました。

会話の内容 ▶ X年7月X日。Mさん：患者さん，O：医師，息子：患者さんの息子

- **M1** なんとも言いようがないです。
- **O1** はい。看護師さんより，吐き気があり，今はお薬をやめていること伺っています。お薬をやめても吐き気があるでしょうか？
- **M2** やめたときは良かったんですけど，またね，じっとしているといいけど，動くとね。
- **O2** じっとしているといいけど，動くと吐き気がするんですね。
- **M3** 吐き気とかったるさと，体力がぐっとおっこっちゃって。トイレが疲れて，排便すると，どっと疲れて立ち上がれないくらい疲れるんです。そんなに固い便ではないんですけど，最初の少しが出るのは，大変なんです。この間は，娘に手伝ってもらって。お産のときみたいに，くたくたになってしまうんです。それで，今トイレに行くのは大変になって，夜はポータブルトイレにしていたんですけど，なんだか，昼もそうなっちゃって。（少し涙ぐんで続ける）それでも先生，わずかずつでも，口から入れた物は出ていなくて。
- **O3** お口から入れた物は出ていないんですね。
- **M4** 亡くなった主人も言っていましたが，トイレすら自由にならなければ人間じゃないなって言っていましたがほんとそうです。そう思います。さかんに人間じゃないって言ってましたね。
  （沈黙）
  人間ってこういうふうにだんだん逝くんだなって。主人は，2年ほどほとんど寝たきりでいましたから。ベッドから立たせて，2人で転んじゃって…そうやって面倒みてきましたから。だんだんにお父さんと同じようになってきましたね。でも先生，本

当に人間やめたいくらいかったるいですね。

O4 （沈黙）

少しでも，安心して，ここで過ごせるよう配慮していきたいと思います。

M5 もうどうしようもないんです。いくら自分でやろうと思っても，どうしようもないんですから。若い人には申し訳ないんですけど。

O5 若い人には申し訳ないけど，自分でやろうと思ってもどうしようもないから，お願いしているんですね。

M6 今，先生にこういうふうに来ていただいて，安心しきっています。でもこれから先は，若い人と，先生にすがるしかないんです。（涙）自分でどれくらい乱れるかわからないですけど，先生お願いします。もっとこれから先，どれだけ平常心でいられるかわかりません。

（沈黙）

正直，先生の顔を見ているとほっとするんです。（笑）

O6 ありがとうございます。

M7 それで先生，今この吐き気と…トイレは，そんなに固い便じゃないんですけど，それだけのことに体力を使い果たしています。前世が悪かったんですかね。（涙を浮かべるがしっかりお話を続ける）

O7 （沈黙）

身体は意識して，休みなさいということを言っている気がします。

M8 何もこだわって心配することは何もありませんから。夜でも寂しくないかって，（家族が）来てくれて，また明日ねって言って別れて。また明日があるかどうかもわからないけど，幸せですよね。私の母なんてね，私は母の看病10日間できたんです。I県

まで行って若かったのでなかなか死ねませんでした。顔いっぱい脂汗かいて，最期にはうめき声が出て，人間ってこんなにも死ねないものなんだなって。そういうのを見ていますから，自分は幸せですよね，こんなにしてもらっていいのかなって。
私は苦労しても実りがありました。そういう意味ではやすらかに逝けるかなと思っています。いつ逝くことになるかわかりませんけど，でも，親子でこんなに話しをすることができてね。家族同士の親戚がどうとか，夜は大抵子どもが8時半くらいまでいて話し相手をしてくれています。昔の話をね。親子で対話ができるってことは難しいですから。いい思い出をつくろうと子どもも言ってくれていますし，これ以上の幸せはないと思います。今まで苦労しましたけど，苦労して報われない人もいるでしょうから。私は苦労して報われました。なかなか先生にも会えないって聞いてますから，ご縁があって先生にも会えて，良かったです。あと，どれくらいかわかりませんけど，最期のときにはお礼が言えないかもしれませんけど，手をあわせて逝きたいと思っています。
（沈黙）
先生ね，便がどうしても出ない場合は（涙）看護師さんにお願いしてもよいでしょうか？

O8 いいですよ。

M9 息子もね，いてくれて，もう息子にも便器の始末頼んでいます。かあちゃんばっかりにしてもらうわけにはいかないから。
（沈黙）
は〜（深呼吸のように大きく息をする）気持ちがやすらいでいるんです。

O9 苦労が多かったけれど，実りがあった人生ですね。

M10 本当にね，いい最期を迎えられそうです。

（血圧測定）

O10 少し吐き気とだるさがなくなるといいな，と思いながら聞いていました。

M11 薬のことは息子に聞いて下さい。

O11 はい。お薬のこと，全面的に見直したいと思います。

（O_2 sat 96％）

（お薬の調整をし，一部中止することを決める）

（次回のお伺いする約束をする）

M12 先生の顔見てほっとしました。（笑）

息子1 良かったですよ。来てもらって。すごく落ち込んじゃってたからどうなるかと思ったけど，先生とお話できて。なんだか少し安心しました。

O12 Mさん，次回土曜日朝，伺います。（握手）

10-2 事例①の会話記録から学ぶこと（1）
～良い聴き手になるために

会話記録から良い聴き手になるための学びは，第8章でも触れましたが，あらためてここでおさらいをしておきたいと思います。

まず，スピリチュアルケアを考える前に，考えなくてはいけないことがあります。それは，私たちが，苦しむ人から見て，良い聴き手になっているかどうかという問題です。どれほどスピリチュアルケアについての理論と知識があったとしても，苦しむ人から見てわかってくれる人にならなければ，真の援助者になれないだけではありません。かえってあなたは，こうしなくてはいけないと一方的な指示を与え，悪い援助を提供してしまう危険性があるのです。まず，良い聴き手となるためには，会話記録から悪い聴き手となっている箇所をただすことから始めたいと思います。その上で，どのような聴き方が，苦しむ人から見て良い聴き手になるのかを，繰り返し学んでいくことを考えた

いと思います。

M4 亡くなった主人も言っていましたが，トイレすら自由にならなければ人間じゃないなって言っていましたがほんとそうです。そう思います。さかんに人間じゃないって言ってましたね。
（沈黙）
人間ってこういうふうにだんだん逝くんだなって。主人は，2年ほどほとんど寝たきりでいましたから。ベッドから立たせて，2人で転んじゃって…そうやって面倒みてきましたから。だんだんにお父さんと同じようになってきましたね。でも先生，本当に人間やめたいくらいかったるいですね。

O4 （沈黙）
少しでも，安心して，ここで過ごせるよう配慮していきたいと思います。

いかがでしょう。**M4** では，「本当に人間やめたいくらいかったるい…」と言っております。ところが，**O4** では，間を少し置いた上で，「少しでも，安心して，ここで過ごせるよう配慮していきたいと思います」と答えています。援助的コミュニケーションは，相手の伝えたいメッセージを言語化して相手に返すことが基本です。ここでMさんの伝えたいメッセージは，トイレすら自由にならなければ人間じゃない，自分もだんだんお父さんと同じようになってきた…，そして，人間やめたいくらいかったるい，ということです。人間じゃない，人間をやめたい…というほどの苦しみを訴えているのです。
受け手のOとしては，まずMさんが人間をやめたいくらいの苦しみをかかえていることを受けておく必要があります。

M7 それで先生，今この吐き気と…トイレは，そんなに固い便じゃ

ないんですけど，それだけのことに体力を使い果たしています。前世が悪かったんですかね。（涙を浮かべるがしっかりお話を続ける）

O7 （沈黙）

身体は意識して，休みなさいということを言っている気がします。

M7 を受けて，Oは少し間を置いて「身体は意識して，休みなさいということを言っている気がします」と答えています。正直，この箇所では，Mさんの思いを聴きながら，私自身，胸がいっぱいになってしまい，このように答えてしまったのが正直なところです。しかし，あらためて会話記録して取り出してみると，聴き手としては十分ではないことが見えてきます。

Mさんの伝えたいメッセージは何か？という意識を持ってみると，トイレのことで体力を使い果たしているということ，そして，前世が悪かったのではないか？という問いかけです。トイレに行くことが体力的にいかにきつくなっているかを伝えています。その理由を，Mさんは前世が悪かったのではないかとまで問いかけています。ここでは，トイレに行くための体力が厳しくなっている思いをしっかりと受けたいと思います。また，Mさんの思う前世についても，大切なメッセージが含まれていると察して，反復をした上で，たずねてみたいキーワードだと思います。

M9 息子もね，いてくれて，もう息子にも便器の始末頼んでいます。かあちゃんばっかりにしてもらうわけにはいかないから。

（沈黙）

は〜（深呼吸のように大きく息をする）気持ちがやすらいでいるんです。

O9 苦労が多かったけれど，実りがあった人生ですね。

M9 を受けて，**O9** では，「苦労が多かったけれど，実りがあった人生ですね」と答えています。これだけをみると **O9** は適切ではない応答のように見えます。しかし，**M8** で，今回の訪問で一番長い会話があります。一概には言えないのですが，このような場面で相手が長く話をされることは，伝えたいメッセージを多く含むと考えます。反復をして，相手の反応を待つとき，相手の大切な箇所に触れると，その話題から話がふくらみ，話が長く続きます。しかし，自分の伝えたいこととは異なる箇所を反復されても，そっけない返事で短く会話が終わることがあります。相手が多く語る箇所には，大切なメッセージが含まれていることを意識しておく必要があります。

M8 で伝えたかったメッセージは，家族が来てくれて，親子で昔話ができること，いい思い出をつくろうと子どもも言ってくれている，だから，私は苦労しても実りがありました，これ以上の幸せはない…ということです。受け手であるOは，ここをしっかり反復しておく必要があると考えます。しかし，**M8** の最後の箇所で，便のことを看護師さんにお願いしてよいかという質問で終わっているため，Oとしては **M8** で伝えたかったことを，まだきちんと受けていない状況と考えることができます。

できれば，「苦労が多かったけれど，実りがあった人生ですね」と反復を行った上で，さらに **M9** の言葉を受けて，「息子さんにも便器の始末を頼まれているのですね」と加えたほうが，さらにMさんの伝えたいことを受け止めることができるでしょう。聴き手として，相手のメッセージを意識していくとき，どこを意識して反復するかが変わってくるでしょう。**O9** で「苦労が多かったけれど，実りがあった人生ですね」と返したことで，**M10** 「本当にね，いい最期を迎えられそうです」とMさんの思いを伺うことができました。苦労が多かったけれど，実りがあった人生だからこそ，いい最期が迎えられるとMさんは思っているのです。

10-3 事例①の会話記録から学ぶこと(2)
〜支えを強めるために

会話記録から学ぶこととして，スピリチュアルペインのアセスメントとスピリチュアルケアのプランニングを行ってみたいと思います。会話記録を学ぶ最初のステップとして，良い聴き手になることを意識した振り返りを行いました。次に会話記録から学ぶこととして，第9章で学んだスピリチュアルペインのアセスメントとスピリチュアルケアのプランニングを考えてみたいと思います。

ここでは，Mさんの支えを意識しながら，会話を振り返ってみたいと思います。

M3 吐き気とかったるさと，体力がぐっとおっこっちゃって。トイレが疲れて，排便すると，どっと疲れて立ち上がれないくらい疲れるんです。そんなに固い便ではないんですけど，最初の少しが出るのは，大変なんです。この間は，娘に手伝ってもらって。お産のときみたいに，くたくたになってしまうんです。それで，今トイレに行くのは大変になって，夜はポータブルトイレにしていたんですけど，なんだか，昼もそうなっちゃって。（少し涙ぐんで続ける）それでも先生，わずかずつでも，口から入れた物は出ていなくて。

M3 では，今まであたりまえにできていたトイレに行くことが大変になって，疲れてしまうことを訴えています。ここでは，娘さんに手伝ってもらって，夜はポータブルトイレにしていたのに，昼もポータブルトイレを使うようになってしまったと言っています。これは，今までできていたことができなくなる自立の喪失ですが，自分でトイレに歩いていけるという選択肢を失う自律存在（−）とアセスメントすることができます（自立と自律については第4章〈41〜50頁〉を参照）。

M4 亡くなった主人も言っていましたが，トイレすら自由にならなければ人間じゃないなって言っていましたがほんとそうです。そう思います。さかんに人間じゃないって言ってましたね。
（沈黙）
人間ってこういうふうにだんだん逝くんだなって。主人は，2年ほどほとんど寝たきりでいましたから。ベッドから立たせて，2人で転んじゃって…そうやって面倒みてきましたから。だんだんにお父さんと同じようになってきましたね。でも先生，本当に人間やめたいくらいかったるいですね。

M4 でも，**M3** に続いて，トイレが自由にならない苦しみを，ご主人の介護を思い出しながら話されています。ご主人が，トイレすら自由にならなければ人間じゃないと言っていた，自分もだんだんお父さんみたいになってきた，そして人間をやめたいくらい，かったるい…と続きます。ここでは，トイレが自由ではない自律存在(-)とあわせて，かったるい身体的な苦しみも，人間をやめたいほどの存在を失う苦しみであることにも注意したいと思います。

M5 もうどうしようもないんです。いくら自分でやろうと思っても，どうしようもないんですから。若い人には申し訳ないんですけど。

M5 では，自分でやろうと思っても，どうしようもないですから。若い人には申し訳ない…と話されています。ここでは，やろうと思ってもできない，自律存在(-)の苦しみとアセスメントします。若い人には申し訳ないという訴えは，家族に対する負担感として関係存在(-)と考える人がいますが，私は，異なる考えを持っています。Mさんと若い人との関係性は基本的には良い関係ですよね。関係性が良

ければ良いほど，負担を与えてはいけない思いがつのります。この苦しみの本質は，迷惑をかけること，つまり自分で自分のことができない自律存在（−）が主たる原因であるとしたほうが，その後のケアプランを考える上で展開しやすいと考えています。

ちなみに，関係存在のマイナスとは，自分にとって苦手な誰かをイメージすると良いと思います。職場で苦手な誰かがいると，その場にとどまることがつらくなることがあります。休憩室でくつろいでいるときに，苦手な人が入ってくるだけで，気持ちが休めなく，別な場所に移動してしまうこともあるでしょう。

この視点を持ったとき，Mさんと若い人は，決して関係性は悪くないことは明らかです。Mさんからみて，大切な人たちであるからこそ，迷惑をかけたくない思いがあることを，押さえておきたいと思います。

M6 今，先生にこういうふうに来ていただいて，安心しきっています。でもこれから先は，若い人と，先生にすがるしかないんです。（涙）自分でどれくらい乱れるかわからないですけど，先生お願いします。もっとこれから先，どれだけ平常心でいられるかわかりません。
（沈黙）
正直，先生の顔を見ているとほっとするんです。（笑）

M6 では，「安心」「ほっとする」という言葉が出てきます。その理由として，先生に来ていただいていること，若い人と先生にすがるしかない…と話されています。その上で，自分がどれくらい乱れるかわからない，平常心でいられるかわからないけれど，先生や若い人との関係の支えがあるとき，ほっとする，安心するということですから，関係存在（＋）とアセスメントすることができます。ここでのテーマは，自分でトイレに行くことができない自律存在（−）の苦しみを補

うことは，支えとなる関係が鍵となるということです。本来は，自分で自分のことができれば良いでしょう。しかし，身体の衰弱から，今までできていたことができなくなっていくことは避けられません。終末期では自立（自分で行うこと）は失っていくのです。しかし，信頼できる誰かとの支えとなる関係が与えられると，状況は変わる可能性が見えてきます。信頼できる誰かがいれば，自分の大切なことをゆだねることができます。このゆだねる，手放すことができるとき，自分で行えなくても，ゆだねるという選択肢を選ぶことで自律存在の再構築が見えてきます。

M7 それで先生，今この吐き気と…トイレは，そんなに固い便じゃないんですけど，それだけのことに体力を使い果たしています。前世が悪かったんですかね。

M7 では，再びマイナス面が出てきます。その理由の1つが吐き気です。存在を負の方向に動かす要因として吐き気があることは，スピリチュアルケアが展開されるための基盤として，適切な症状緩和が提供されなければならないことを示す大切な事実です。どれほど，心のケアを行いたいと願っても，適切な症状緩和が提供されなければ，実際のケアは展開できないことが多いでしょう。この症状緩和は，Mさんの苦痛をやわらげる大切な課題として，解決するべき問題です。そのために，この日の指示として処方変更を行いました。

そして，トイレのことが再び出てきます。そして，前世が悪かったのでは？との問いかけもあります。今の自分の苦しみを，前世が悪かったのではと考えることは，仏教的な六道輪廻の考えととらえることができます。自分の前世の悪いことが，今の代になって現れている（因果応報）とすれば，この苦しみは，自業自得となります。自分の罪を認めることは，キリスト教のみならず浄土真宗の教えの中にも出て

きます。この苦しみのアセスメントを自律存在（−）ととらえるかは悩むところです。これほど苦労をしてきたＭさんであったとしても，自分の過去に罪があると認めていく姿勢は，深い意味が含まれていることを考えなくてはいけません。しかし，ここでは，受け手であるＯがきちんと「前世が悪かったと思うのですね」と反復していないため，ここで終わってしまっています。Ｍさんにとっての支えが，この死生観によってどのように与えられていくかも大切な援助の視点になるでしょう。

M8 何もこだわって心配することは何もありませんから。夜でも寂しくないかって，（家族が）来てくれて，また明日ねって言って別れて。また明日があるかどうかもわからないけど，幸せですよね。私の母なんてね，私は母の看病10日間できたんです。Ｉ県まで行って若かったのでなかなか死ねませんでした。顔いっぱい脂汗かいて，最期にはうめき声が出て，人間ってこんなにも死ねないものなんだなって。そういうのを見ていますから，自分は幸せですよね，こんなにしてもらっていいのかなって。
私は苦労しても実りがありました。そういう意味ではやすらかに逝けるかなと思っています。いつ逝くことになるかわかりませんけど，でも，親子でこんなに話しをすることができてね。家族同士の親戚がどうとか，夜は大抵子どもが8時半くらいまでいて話し相手をしてくれています。昔の話をね。親子で対話ができるってことは難しいですから。いい思い出をつくろうと子どもも言ってくれていますし，これ以上の幸せはないと思います。今まで苦労しましたけど，苦労して報われない人もいるでしょうから。私は苦労して報われました。なかなか先生にも会えないって聞いてますから，ご縁があって先生にも会えて，良かったです。あと，どれくらいかわかりませんけど，最期の

ときにはお礼が言えないかもしれませんけど，手をあわせて逝きたいと思っています。

M8 になって，急に話が展開してきます。それは，家族の関わりによって，いかに穏やかに過ごせるかということです。「こんなにしてもらっていいのかな」「これ以上の幸せはないと思います」「苦労して報われました」これらの言葉は，家族との関係の支えがきわめて強くしっかりとしていることを意味しています。この思いがあるからこそ，死がまもなく来ることがわかっていながら，穏やかさを保つことができる，関係存在(＋)とアセスメントすることができます。そして，主治医との関係についても支えとなっていることが明らかです。「最期のときにはお礼が言えないかもしれませんけど，手をあわせて逝きたいと思っています」という言葉の中に，Ｍさんの感謝のメッセージがこめられている様子が伝わってきます。この **M8** では関係存在(＋)が多く語られています。また，自分が思い描いていた最期を過ごす選択肢を選ぶことができることを意識すれば，自律存在(＋)とアセスメントすることもできます。

M9 息子もね，いてくれて，もう息子にも便器の始末頼んでいます。かあちゃんばっかりにしてもらうわけにはいかないから。
（沈黙）
は〜（深呼吸のように大きく息をする）気持ちがやすらいでいるんです。

M9 では，息子さんとの関係を話されています。かあちゃん（お嫁さん）だけに頼むわけにはいかない，便器の始末を息子さんにも頼んでいるということです。ここでは，会話の最初の頃に語られていたトイレに自分で行くことができない苦しみの変化が現れています。自分

でトイレに行くことができなくても（自立を失っても），お嫁さんや息子さんに便器の始末を頼むことができると思えるとき（トイレの始末を子どもたちにゆだねることができる），自律存在は再構築されていきます。この展開ができるためには，信頼できる関係が必要であることは前述してきました。ゆだねること，手放すことができるのは，信頼できる相手です。この関係は，何も家族だけではありません。医師でも看護師でもヘルパーでも，心から信頼できる相手になれれば，ゆだねる相手として認めてもらうことができるでしょう。しかし，たとえ専門の資格を持っていたとしても，苦しむ人から見て，信頼できる相手にならなければ，ゆだねる相手にはならないでしょう。スピリチュアルケアが成立する前提に，苦しむ人から見て，わかってもらえたと思える私たちになることが必要であることを繰り返し強調してきたことは，このことにあります。

M10 本当にね，いい最期を迎えられそうです。
M12 先生の顔見てほっとしました。（笑）

M10 **M12** ではひととおりの会話と診察を終えての思いを語られています。「いい最期を迎えられそうです」「先生の顔見てほっとしました」と語る様子は，死が近いことが十分わかっているにもかかわらず，穏やかさを保っていると考えることができます。

10-4　事例①のまとめ

この会話記録をまとめてみたいと思います。
1) 身体の衰弱から，トイレすら自由にならなければ人間じゃないと訴えます。自律存在（−）
2) その後，苦しみをていねいに聴いていく中で，変化が現れます。若い人と先生にすがるしかない，夜でも寂しくはないかと家族が

来てくれる，いい思い出をつくろうと子どもも言ってくれて，これ以上の幸せはない，苦労しても実りがあった，と変わっていきます。関係存在(＋)

3) お嫁さんだけではなく，息子さんにも便器の始末を頼んでいることを認め，気持ちがやすらいでいると話される。自律存在(＋)

会話から明らかなように，関わる援助者Oは，何かアドバイスを行うことはしません。ていねいに聴くことを通して，Mさんが持っている支えを明らかにしていきます。ただ聴くのではなく，相手の伝えたいメッセージに意識を持ちながら，そして，相手の支えとは何かを意識しながら聴くとき，存在と生きる意味を失う苦しみの中でも，励ましではない方法でケアの可能性が見えてくるでしょう。

もうひとつ，大切な点は症状緩和です。Mさんは嘔気がつらいことを訴えています。ここでは，内服薬を大幅に見直し，制吐薬をあわせて嘔気対策を行いました。その後の様子を，次に示したいと思います。

10-5　事例①-2：X年7月X日の3日後の会話

O1 いかがですか。

M1 おかげさまで，気分が良く過ごせています。

O2 気分良く過ごせているんですね。

M2 吐き気がないですから。でね，本当に今は言うことありません。自分で苦しくありませんから，言うことないですね。今日は朝から頭洗ってもらってかあちゃんにやってもらって。忙しいのにやってくれて，さっぱりして，先生に会うことができました。先生もお忙しいんでしょう。

O3 いいえ，ひまですから。

M3 10月にね，子どもが生まれるんですけどね。ひこ孫がね，だから10月まで（生きていて）抱いてやってくれって言われてるんですよ。

> **O4** 10月にお孫さんに子どもが生まれるんですね。

> **M4** そうです。10月まで（自分のいのちが）持つかなっていうなんだか，考えるんですけど，それも運命ですから。会えるのも会えないのも。そう言ってくれるだけでもうれしいじゃないですか。
> （沈黙）

> **O5** Mさんは小さい頃どこで過ごされたんですか？

> **M5** I県のN半島の小さな島です。Y温泉の前の小さな島です。

> **O6** 島で育ったんですね。

> **M6** それからが，X県へ出たんですね。一大小説になるほどのものです。小学校まで京都にいましたね。昭和天皇の昭和3年，みんな踊り狂ってましたよね。そのあと世界大恐慌でしたから，それから後は，今日は誰が死んだ，誰が死んだってそんな時代でした。それを思うと今はまだ静かですね。そんな時代に育ちましたね，いろいろな人たちを見たから，また成人してからも，なんだか人の裏見たってことが，なんというか大人になってから私，心から笑ったことないですよ。

> **O7** 大人になってから心から笑ったこと，なかったんですね。

> **M7** 父親もあの時代ですから，親は親で，子は子たれってね，絶対服従でした。そういう年代というか，だから47歳から（父親は）働かなかったですから，働けなかった，心臓と高血圧で。早くから14歳から働いて，ずっと家の弟や妹を学校あげたのは私です。ですから，本当に楽しくて笑ったっていうことが，自分にはなかったですね。だから，学校行った人がうらやましかったですよ。それで，本を読んで，学校行った人に追いつけると思いました。
> （沈黙）
> でもこんなにいい最期が迎えられるなんて思いもしませんでした。人にも尽くしましたよ。でも裏切られることのほうが多い

ですね。人間ってこういうものかなって，苦労して，でも苦労して，だから人の痛みがわかるのかなって。本当に70歳くらいまで働きましたけど，ただ働くばかりで何してるんだろうって思うこともありました。でも，こんな最期で思いもかけずに，ね。でもね，ありがたいです。幸せです。
（沈黙）
学校へは行きたかったですね。

O8 学校へ行きたかったんですね。

M8 そうです。でも女の子にはと言われて，学校行きたくて，子どもが生まれて，すぐ積み立てはじめてね，でもそれが戦争でねどこへいったんだかね，何もなければお菓子屋さんのおかみさんになっていたはずなんですよ。主人はお菓子屋さんの職人でしたから。結婚するときは，お菓子屋さんっていうのは半分働くと，半分休めるってね。もうかるって聞いてたんですよ。でもね，主人もそのあと，O県へ行って，H県へ行って，中国のY市のそばまで行って，どうにかいのちあって帰ってきたんですよね。どうにか帰ってきてK県に来たとき，もうこれからは，親子ばらばらになることはないから，って言ってくれて必死になってお酒も飲まないし，飲む暇なかったし，友達付き合いもないでしょ。自分は行かないで，働いてくれました。給料の封をきってきたことは一度もありませんでした。男の責任は果たしてくれたんですね。私はどうなるの〜なんて思ったんですけどこんなにみんなにみてもらえるなんて思いもしませんでした。だから，先生，ひとつも思い煩うことありません。もう喜んで手をあわせて逝くだけです。点滴で生きていくのだけは嫌だと思っていましたから，これでやっていかれれば，これ以上のことはありませんね。これは，いいことですけど，これはやっぱりみてくれる人がいなければできないことではないでしょうか。

- **O9** はい。
- **M9** そういう意味では私は幸せです。

    （沈黙）
- **O10** 多くの親切を感じながら，今まで本当に困ったときに助けてもらいながら生きてこられたんですね。
- **M10** そうなんです。
- **O11** ご主人様も苦労が多かった人生で，ご主人の最期もしっかり。
- **M11** そうなんです。
- **O12** 今は，ご主人どこで，Mさんのことを見守っているでしょうか。
- **M12** （笑）どこでしょうね。逝く前にね，俺は三途の川を渡らずに待ってるからって笑っていましたけど，今どこにいるんでしょうかね。本当に天国があって，極楽があって…そういうところに行くのはよほど。イエス様の言っていることと，親鸞の言っていることは同じようですね。極楽も地獄も本人の受け取り方次第でしょ。自分の反省を求めてられるんでしょ。でも死ぬ前に懺悔するっていうのは，なんかわざわざしなくても，神様はご存知でしょって私は思うんですよ。先生お忙しいのにね。
- **O13** （沈黙）

    前回吐き気が出て，つらい思いをさせてしまいました。少し吐き気がなくなって，今日お話を伺い，このお体の中でおだやかで…。
- **M13** そうです。トイレのね，この間まで杖で行かれたんですけどね，だんだんねトイレ近くに置いてもらって，息子にそんなことさせるつもりも…。
- **O14** このお体でありながら，こう穏やかでいることができるのは，どんな理由があるとお考えですか？
- **M14** やはり思いがけないことをやってもらって感謝の気持ちだけでしょうね。思いがけないほどのことを，やって。みんなにして

もらって。この歳まで病気したことありませんでしたから，想像もできませんでした。ショックといえばショックでしたけど，納得でしたよね。人間って勝手ですね。元気なときにはこんなに面倒かけるなんて思ってもいなかったんですね。やってもらわなければどうにもならないっていうことも納得させられて，こういう状態に対して，自分が受け入れられるようになったっていうのが理由だと思います。

O15 このご家族，お嫁さんたちの力があることがよくわかりました。是非これからも皆さんの力をいただきながら，安心して過ごすことができると思います。

M15 （頷く）自分が全部受け入れたんです。どうにもならないんだっていう。情けないようですけれどもね。ここまでにならないと納得できませんでしたね。

この後，診察，血圧測定を行い，現在の処方継続を確認し，次回訪問予定を確認して診察終了となる。

10-6 事例①-2の会話記録から学ぶこと（1）
〜良い聴き手になるために

ここでも，良い聴き手になるためのポイントを復習したいと思います。この日の会話では，Oはほとんど反復を用いております。しかし，いくつか気になる箇所もあります。

M4 そうです。10月まで（自分のいのちが）持つかなっていうなんだか，考えるんですけど，それも運命ですから。会えるのも会えないのも。そう言ってくれるだけでもうれしいじゃないですか。
（沈黙）

O5 Mさんは小さい頃どこで過ごされたんですか?

M4 ではひ孫が生まれることを話されています。その上で，それまで生きていることができるかわからない，運命ですから…と話され，そう言ってくれるだけでもうれしいじゃないですかと話されています。

しかし，Oは，**M4** を受けて反復せず，少し間を置いた上で，ライフレビューに入っています。できれば，**M4** で出てくるいくつかのキーワードを中心に反復をしてみたいと思います。ひ孫のことも大切なキーワードですので，Mさんのひ孫への思いをていねいに聴くことができればと思います。また，10月まで生きていることができるか，それも運命であるということもキーワードになるでしょう。ひ孫に会えることも会えないことも運命にゆだねる気持ちは，自律としてとらえることができるからです。

ですから，自らのことをゆだねることのできる運命に対して，Mさんがどのように考えているかを伺うことを意識した反復が，ここで必要になると考えるのです。

10-7 事例①-2の会話記録から学ぶこと(2)
～支えを強めるために

会話記録から学ぶこととして，スピリチュアルペインのアセスメントとスピリチュアルケアのプランニングを行ってみたいと思います。会話を通してMさんの支えを意識しながら振り返ってみましょう。

M1 おかげさまで，気分が良く過ごせています。

M2 吐き気がないですから。でね，本当に今は言うことありません。自分で苦しくありませんから，言うことないですね。

M1 **M2** では，3日前にあった吐き気が改善されていることがわかります。直接スピリチュアルペインとは関係がないように見えますが，適切な症状緩和が提供されていくことは，スピリチュアルケアを展開する上で欠かせないことです。どれほどスピリチュアルケアに習熟したスペシャリストが関わったとしても，適切な症状緩和が提供されていなければ，スピリチュアルケアは行えないでしょう。

適切な症状緩和が提供されて吐き気がなくなることによって，存在が強まっているとき，自律存在（＋）とアセスメントすることがあります。このとき，苦しみをやわらげてほしいという選択肢を選ぶことができたと考えるのです。症状緩和のすべてを自律存在で説明することには若干無理があるかもしれません。しかし，「こんなに苦しいのならば，早く楽に逝きたい」と願っている人が，適切な症状緩和が提供されて，「こんなに楽になった，もう逝きたいとは思わない」と変われば，症状緩和は存在を強める自律存在（＋）とアセスメントしてよいと考えます。

M3 10月にね，子どもが生まれるんですけどね。ひこ孫がね，だから10月まで（生きていて）抱いてやってくれって言われてるんですよ。

M4 そうです。10月まで（自分のいのちが）持つかなっていうなんだか，考えるんですけど，それも運命ですから。会えるのも会えないのも。そう言ってくれるだけでもうれしいじゃないですか。

M3 **M4** では，ひこ孫が生まれる話が出てきます。「10月まで持つかなと考えるけれど，それも運命ですから」と話され，「そう言ってくれるだけでもうれしい」と言っています。ここでは，そう言ってくれる誰かがいることがうれしいととらえるならば，言ってくれる誰かの存在で，関係存在（＋）とアセスメントするかもしれません。し

かし，会話の内容から，ひこ孫が10月に生まれることがうれしいととるならば，ひこ孫に対する時間存在（＋），関係存在（＋）とアセスメントしてよいでしょう。さらに，会えるのも会えないのも運命であり，たとえその結果がどうであったとしても，その運命にゆだねることができるとき自律存在（＋）とアセスメントすることができるでしょう。

この（＋）を（＋＋）にするための応答ができれば，良かったのですが，ここでは，間を置いてライフレビューに移っていることは，先に指摘したところです。もし，ここの会話をていねいに受けるならば，ひこ孫さんに対する思いを聴くことや，ゆだねることのできる運命について，さらに思いを伺うべきであったと思います。

> **M7** 父親もあの時代ですから，親は親で，子は子たれってね，絶対服従でした。そういう年代というか，だから47歳から（父親は）働かなかったですから，働けなかった，心臓と高血圧で。早くから14歳から働いて，ずっと家の弟や妹を学校あげたのは私です。ですから，本当に楽しくて笑ったっていうことが，自分にはなかったですね。だから，学校行った人がうらやましかったですよ。それで，本を読んで，学校行った人に追いつけると思いました。
> （沈黙）
> でもこんなにいい最期が迎えられるなんて思いもしませんでした。人にも尽くしましたよ。でも裏切られることのほうが多いですね。人間ってこういうものかなって，苦労して，でも苦労して，だから人の痛みがわかるのかなって。本当に70歳くらいまで働きましたけど，ただ働くばかりで何してるんだろうって思うこともありました。でも，こんな最期で思いもかけずに，ね。でもね，ありがたいです。幸せです。
> （沈黙）

学校へは行きたかったですね。

M7 では，ライフレビューを通していろいろなことが浮かび上がってきます。学校に行くことができなかった苦しみです。学校に行きたいのに，親の代わりに14歳からずっと働いて，弟や妹さんを学校にあげたと話をされています。学校に行くという選択肢を選ぶことができなかったという視点で自律存在（－）とアセスメントすることができます。その思いからMさんは，本を読んで学校に行った人に追いつこうとしました。しかし，**M7** の最後で「学校には行きたかった」と繰り返しています。Mさんが学校に行きたい思いが伝わってきます。また，「人にも尽くしたけれど，裏切られることのほうが多く，人間ってこういうものかなって」という箇所は，関係存在（－）であったことを思わせます。その一方で，「苦労して，だから人の痛みがわかる」と続きます。そして，「こんな最期でも思いもかけずに，ね。ありがたい，幸せです」と続きます。後半に存在としては（＋）に展開していきますが，この箇所だけではどのような理由で（＋）になっていくのかははっきりしていません。このあたりを意識しながら，ここでは，「学校に行きたかった」という思いを反復して **M8** へ続きます。

M8 そうです。でも女の子にはと言われて，学校行きたくて，子どもが生まれて，すぐ積み立てはじめてね，でもそれが戦争でねどこへいったんだかね，何もなければお菓子屋さんのおかみさんになっていたはずなんですよ。主人はお菓子屋さんの職人でしたから。結婚するときは，お菓子屋さんっていうのは半分働くと，半分休めるってね。もうかるって聞いてたんですよ。でもね，主人もそのあと，O県へ行って，H県へ行って，中国のY市のそばまで行って，どうにかいのちあって帰ってきたんですよね。どうにか帰ってきてK県に来たとき，もうこれからは，

親子ばらばらになることはないから，って言ってくれて必死になってお酒も飲まないし，飲む暇なかったし，友達付き合いもないでしょ．自分は行かないで，働いてくれました．給料の封をきってきたことは一度もありませんでした．男の責任は果たしてくれたんですね．私はどうなるの～なんて思ったんですけどこんなにみんなにみてもらえるなんて思いもしませんでした．だから，先生，ひとつも思い煩うことありません．もう喜んで手をあわせて逝くだけです．点滴で生きていくのだけは嫌だと思っていましたから，これでやっていかれれば，これ以上のことはありませんね．これは，いいことですけど，これはやっぱりみてくれる人がいなければできないことではないでしょうか．

M9 そういう意味では私は幸せです．

M8 **M9** では，学校に行けなかったことを受けて話が続きます．結婚して，お菓子屋さんのおかみさんになって，各地を転々とし，中国まで行って，いのちあって必死になって帰ってきたこと．そして，ご主人が必死に働いてくれたことを思い出していきます．そして，育ててきた子どもたちみんなにみてもらうことができていることを，「ひとつも思い煩うことありません，もう喜んで手をあわせて逝くだけです」と続きます．ここでは，子どもたちみんなとの関係性から，関係存在（＋）とアセスメントすることができるでしょう．そして「点滴で生きていくのだけは嫌だ，これで（点滴をしないで，このまま家で）やっていかれれば，これ以上のことはありません」と話されています．これは，自分の希望するケアと療養場所を選択できるという視点で自律存在（＋）とアセスメントすることができるでしょう．その選択肢を選ぶことができることを「これはやっぱりみてくれる人がいなければできないことではないでしょう」と話され，**M9** で「そう

いう意味では私は幸せです」と話されています。ここでは，自分のことをみてくれるみんなとの関係性から関係存在（＋）であり，ケアと療養場所を選ぶことのできる自律存在（＋）があるので，「そういう意味では私は幸せです」と，死を意識しながらも「幸せである」と認識しています。

M12　（笑）どこでしょうね。逝く前にね，俺は三途の川を渡らずに待ってるからって笑っていましたけど，今どこにいるんでしょうかね。本当に天国があって，極楽があって…そういうところに行くのはよほど。イエス様の言っていることと，親鸞の言っていることは同じようですね。極楽も地獄も本人の受け取り方次第でしょ。自分の反省を求めてられるんでしょ。でも死ぬ前に懺悔するっていうのは，なんかわざわざしなくても，神様はご存知でしょって私は思うんですよ。先生お忙しいのにね。

M12　では，ご主人のことについて話をされています。既にご主人は他界されておりました。Mさんが最期を看病されてきたご主人でした。そのご主人がどこにいるのかという問いかけに対して，「逝く前にね，俺は三途の川を渡らずに待ってるからって笑っていましたけど」という言葉が出てきます。大切な家族，特に関係の良かった家族が先に他界されている場合，意識して，その家族が「今どこにいるのでしょうか」という問いかけを行うことがあります。ひとりひとり，死生観は異なるものです。その上で，その人にとっての死を超えた将来において，亡くなった大切な家族との再会の可能性が見えてきたとき，新しい援助の可能性が見えてきます。

M13　そうです。トイレのね，この間まで杖で行かれたんですけどね，だんだんねトイレ近くに置いてもらって，息子にそんなことさ

せるつもりも…。

M14 やはり思いがけないことをやってもらって感謝の気持ちだけでしょうね。思いがけないほどのことを，やって。みんなにしてもらって。この歳まで病気したことありませんでしたから，想像もできませんでした。ショックといえばショックでしたけど，納得でしたよね。人間って勝手ですね。元気なときにはこんなに面倒かけるなんて思ってもいなかったんですね。やってもらわなければどうにもならないっていうことも納得させられて，こういう状態に対して，自分が受け入れられるようになったっていうのが理由だと思います。

M15 （頷く）自分が全部受け入れたんです。どうにもならないんだっていう。情けないようですけれどもね。ここまでにならないと納得できませんでしたね。

　M13 ～ **M15** は，この会話のまとめとなる言葉になります。病気などしたことのないMさんにとって，この病気になったことはショックであったけれど，納得でしたと話されています。「元気なときにはこんなに面倒かけるなんて思ってもいなかった。やってもらわなければどうにもならないっていうことも納得させられて，こういう状態に対して，自分が受け入れられるようになった」「自分が全部受け入れたんです。どうにもならないんだっていう。情けないようですけれどもね。ここまでにならないと納得できませんでしたね」という言葉の中に，今まで自分でトイレに行かなくては人間ではないと思っていたMさんが，トイレに行けなくなった自分のことを受け入れていくことが語られています。今まで，自分で自分のことをすることが支えであった人にとって，できなくなることはとてもつらいことです。自立を失う苦しみです。しかし，自立を失っても，自律を失わないためには，できなくなった自分を認めていく作業が必要になります。この作

業は簡単ではありません。援助者による介入も当然必要ですが、どれほど心をこめて接していても、苦しむ本人自身ができなくなった自分を認めない限り、自立を失う苦しみを克服することはできないでしょう。Mさんも、「ここまでならないと納得できませんでしたね」と話されています。どれほど頭でわかっていても、実際にその状況になってみないと納得できないことがあります。そして、このMさんを徹底的に支えていた家族の存在が大きいことにも注目する必要があります。やってもらえる相手がいなければ、手放すことができません。自立を失う苦しみに対して、自律が再構築されるためには、心から信頼でき、自分の大切な選択肢をゆだねる、手放すことのできる相手が必要になってくるからです。

10-8　事例①-2のまとめ

Mさんは、80歳を過ぎる今まで、大きな病気をせず、元気に暮らしていました。学校に行きたいにもかかわらず、14歳から仕事をして、弟や妹を学校にあげ、結婚後も70過ぎまで働いてきた人でした。そのMさんが、急に不治の病にかかり、最期は自宅で迎えたいと希望されました。今まで、人の世話をしてきたことはあっても、自分のことでお世話になることはなかったMさんです。トイレに行けなくなったら人間ではないと感じていたMさんが、ご家族や地域での様々なサポートを通して、変わっていきます。自立を失っても、支えが与えられると、穏やかさを保つことができます。Mさんの支えとは、家族、医師・訪問看護師などの医療スタッフ（関係存在（＋））、ひこ孫に会えるかどうかも運命にゆだねることができる、療養場所として自宅を選ぶことができる、点滴をしないことを選ぶことができる（自律存在（＋））などを挙げることができます。会話の中から、意識して支えをキャッチしていく聴き方を通して、質の高い援助が展開されることを学んでいきたいと思います。

10-9 事例②:最高の人生であり,悔いは一切ありませんと語られたLさん

訪問相手の紹介

Lさん,60代女性,終末期がん患者さん。ご主人と2人暮らし。息子さんと娘さんがそれぞれ独立して別所帯で生活を送っています。徐々に病状が進み,積極的な治療ではなく,自宅にて緩和ケアを受けることを希望され,定期的な訪問診療を行っていました。肝機能障害に伴う高アンモニア血症を認めましたが,下剤などによりせん妄は認めていませんでした。この数日の病状の変化が著しく,お迎えが近い状況であることは明らかでした。

自分自身の状況

疲れもなく,穏やかであり,Lさんとご主人に会うことを楽しみにしていました。

会話の内容 ▶ Lさん:患者さん,O:医師,P:患者さんのご主人

L1 起きるとゲロゲロはじまってしまうのね,吐き気だけで,吐くわけではないんだけど。苦しいのね,寝ているほうが安心。

O1 吐き気だけで吐くわけではない,寝ているほうが安心なんですね。

L2 トイレも主人につかまって,行ってるんですけど,もらさないけどね,夕方少し便が出て血液が混じって。

O2 トイレはご主人につかまって行っていて,もらさない,夕方少し便が出て血液が混ざっていたんですね。

L3 今日は,また本当にダメになっちゃった。動くのもすごくつらくて,だから1日寝たきりなんです。

O3 ダメになっちゃった。動くのもすごくつらくて,1日寝たきりなんですね。

L4 ただ寝てるだけが楽でね。

（沈黙）

手が震えてしまうの。（実際に手をみせる）

O4 （手をとって頷く）

（沈黙）

L5 一番幸せなことはね，一番幸せなことはね，ここにいて，このまんまでいられたらどうかな〜ってことなの。お父さんの全部の看護でね。だからいつ逝っても，ぽっくり逝っても幸せだからね。

O5 幸せなことはこのまま家で，お父さんの看護でいられること，ですね。

L6 もしできたら，この家でねって願ってるんです。あとは一切心配ないです。

O6 もしできたらこの家で，…。

L7 全部あらゆる面で心配ないから。

O7 わかりました。応援します。幸いお痛みがないし。

L8 はい，いつ亡くなっても後悔はしません。満足です。

P1 （涙）

O8 後悔はないんですね。

（沈黙）

一番満足をしていることはなんでしょうか？

L9 ここにいられることね。

O9 ここにいられること，それが一番，満足なんですね。

L10 それでね，一言，二言話ができるから，それで満足なんですね。子どもたちにも言ってるのね，もう病院いれないでね〜って。

O10 一言，二言話ができるから。

（沈黙）

お子さんにももう病院にはいれないでと話しているんですね。

（沈黙）

まずは，Lさんの思いがかなうように。

L11 はい，それを願っています。

O11 わかりました。

（沈黙）

L12 結構，今震えがきちゃってね。（手をみせる）

O12 でも，この震えは心配ない。大丈夫。（手を握る，この後手を握りながらお話を続ける）

L13 そうですか。（にっこり笑う）

（沈黙）

O13 どんな人生でした？

L14 そうね，最高の人生かな〜自分としてはね。だから悔いは一切ないんです。

O14 最高の人生だったんですね。

L15 一番いい人生でね。

O15 表情からも伝わってきます。…すごい人だ。

P2 （涙）

（血圧測定，酸素測定）

O16 苦しくなく過ごせたらいいなと思っています。苦しくないには，吐き気がないのもひとつだと思います。

L16 （頷く）

（吐き気止め坐薬処方）

P3 姉が亡くなって，葬儀もあって。大事な人が亡くなった。世話になったんですよ。

（略〜それぞれのご家族のご職業などのお話を伺う）

孫が病気がちでね。そのことを一番心配していてね，相手もおばあちゃんを一番慕っているんですよ。（涙）

L17 でも，もう孫どころじゃなくなっちゃったの。自分の体がね…。

P4 （涙）

O17 (沈黙)
これからも，そのお孫さんへの大切な思いを持ち続けることができると思います。

L18 (頷く)(笑)
(握手をして，次回訪問の時間を約束し訪問を終える)

感想と反省

まもなくお迎えが来ることが明らかにもかかわらず，穏やかな様子がとても印象的でした。言葉を失いそうな場面でもありますが，Lさんにとって，話ができる機会は，これが最期であるという思いを持って，話を伺おうと思いました。やや，聴き急いでいる傾向にあることが反省です。

10-10 事例②の会話記録から学ぶこと(1)
～良い聴き手になるために

まず，良い聴き手になっているか否かを会話を振り返りながら見てみたいと思います。基本的にOは，相手の言葉を反復しています。しかし，細かく見ていくと，いくつか気になることが見えてきます。

L6 もしできたら，この家でねって願ってるんです。あとは一切心配ないです。
O6 もしできたらこの家で，…。
L7 全部あらゆる面で心配ないから。
O7 わかりました。応援します。幸いお痛みがないし。

L6 **L7** では，「あとは一切心配ないです」「全部あらゆる面で心配ないから」と話されています。それを受けて **O6** で「もしできたらこの家で…」，**O7** で「わかりました。応援します。幸いお痛み

がないし」と答えています。ここでは，家で過ごしたい思いを受けるだけではなく，心配がないということをしっかり反復する必要があると考えます。Lさんが，「心配ない」という大切な言葉を繰り返されているにもかかわらず，ここではOは触れていません。会話のときには，精一杯な応答であったかもしれませんが，このようにして会話記録にしてみると，大切な言葉を反復していないことに気がつきます。ここでは，「心配ないのですね」と反復した上で，少し待ってみたいと思います。その上で，心配がない理由がどのようなところにあるのかをていねいに聴いてみたいと思います。

10-11 事例②の会話記録から学ぶこと(2)
～支えを強めるために

会話の中で，Lさんの存在が強まったり弱まったりする箇所を振り返り，援助として支えを強めることができているかについて見ていきたいと思います。

L3 今日は，また本当にダメになっちゃった。動くのもすごくつらくて，だから1日寝たきりなんです。

L3 では，今までトイレに行けたのに，今日は本当にダメになってしまった。動くのがすごくつらい，1日寝たきりであると話されています。これは，今までできていたトイレに行くことができないという意味において自律存在(−)とアセスメントすることができます。

L5 一番幸せなことはね，一番幸せなことはね，ここにいて，このまんまでいられたらどうかな〜ってことなの。お父さんの全部の看護でね。だからいつ逝っても，ぽっくり逝っても幸せだからね。

L5 では，一転して幸せなことについて話をされています。その内容は，「ここにいて，このまんまでいられたらどうかな～ってことなの。お父さんの全部の看護でね。だからいつ逝っても，ぽっくり逝っても幸せだからね」ということでした。つまり，ここ（家）にいられることは，療養場所を選ぶことができる自律存在（＋），お父さんによる看護が受けられることは，家族との良い関係の支えがある関係存在（＋），その家族のケアを受けることができることは自律存在（＋）とアセスメントすることができます。

L6 もしできたら，この家でねって願ってるんです。あとは一切心配ないです。
L7 全部あらゆる面で心配ないから。

L6 でも，「もしできたら，この家でねって願ってるんです。あとは一切心配ないです」と話されています。ここでも家という療養場所を選ぶことができるとして自律存在（＋）とアセスメントしてよいでしょう。それができれば，あとは心配ない…ということも，大切な言葉だと思います。

L7 でも「心配ない」という言葉が繰り返されています。これだけ病状が進んだ状態であったとしても，心配がないということは，Lさんの存在は＋であるとアセスメントしてよいと思います。しかし，残念ながら，「心配がない」と思う理由をその後で聴いていないので，どのような思いから「心配ない」とLさんが思っているかは不明です。残されていくご主人への思いや，お孫さんたちへの思いなどもあったのかもしれません。あらためて，どのような理由から心配がないと思えるのかを少しでも伺うことができれば，Lさんの存在を＋から＋＋に強める可能性が見えたと思われます。

> **O8** 一番満足をしていることはなんでしょうか？
> **L9** ここにいられることね。
> **L10** それでね，一言，二言話ができるから，それで満足なんですね。子どもたちにも言ってるのね，もう病院いれないでね〜って。

　L9 では，一番満足していることは，「ここ（家）にいられること」と答えています。ここでも，**L5** **L6** 同様に，療養場所として家で過ごせることが選べる自律存在（＋）としてアセスメントしてよいでしょう。さらに，**L10** では，「一言，二言話ができるから，もう病院にいれないでね〜って」と話されています。ここでも，自分の意思を伝えることができる自律存在（＋）とアセスメントできます。ここでは，何を伝えることができるかと言えば，病院にいれないでねということでした。ここまでLさんが家にこだわる理由は定かではありませんが，きれいに手入れされた庭であったり，いつもそばで介護されているご主人の関わりであったり，今までご自身がつくられた作品が家の中に飾られていたりしたことが，家で療養できることへの満足につながっていると感じました。

> **O13** どんな人生でした？
> **L14** そうね，最高の人生かな〜自分としてはね。だから悔いは一切ないんです。
> **O14** 最高の人生だったんですね。
> **L15** 一番いい人生でね。

　まもなくお迎えが来ることが明らかな状況であったとしても，穏やかな気持ちで過ごせるように援助することができることを意識して関わるとき，しばしば用いるフレーズに「どんな人生でした？」があります。ある程度，経験がないと，シリアスな場面でこのような問いかけ

を行うことは勇気がいることかもしれません。しかし，ある程度の経験を積んでいくとき，O13 のような問いかけができるでしょう。すると L14 で「そうね，最高の人生かな～自分としてはね。だから悔いは一切ないんです」と答えています。さらに O14 で反復すると，「一番いい人生でね」と続きます。ここでは，存在として＋な状態であるとアセスメントしてよいと思われます。ここでは，どのような理由で＋になっているかは明らかではありませんが，今までの会話より，お父さんの看護で家にいられること，一言二言話ができること，という関係存在（＋），自律存在（＋）が背景にあるであろうと思われます。

10-12 事例②のまとめ

Lさんは，まだ60代と若く，トイレに行くことが徐々につらくなってきていました。この状態は，自律存在（－）であったと思われます。しかし，最愛のご主人とのきわめて良好な関係性による関係存在（＋）と，療養場所として入院ではなく家で最期まで過ごしたいという希望を選べる自律存在（＋）の働きによって，最高の人生であり，悔いは一切ありませんと語られました。亡くなるわずか数日前のことです。

援助的コミュニケーションを知らなくても，家にいるだけでLさんは穏やかさを保つことはできていたかもしれません。しかし，援助的コミュニケーションを学び，会話記録として振り返ることにより，具体的な援助の方向性が見えてくるでしょう。ひとりひとり異なる"支え"を意識して聴くとき，存在として－であった人が，＋に転換していく可能性が広がっていきます。

10-13 事例③：最期まで悪あがきをしたいと希望されたNさん

訪問相手の紹介

Nさん，30代男性，腹膜偽粘膜腫，腹膜播種。

X年2月お腹がふくらみA病院へ，抗がん剤治療もあわず，他の治療を希望し，B病院へ。X年W月29日にS県C病院へ行き専門医に診てもらうが手術が難しいと告げられました。

X年Y月13日，奥様が当院緩和ケア外来受診，在宅での訪問診療を希望されました。

Y月14日，C病院退院，S県より在宅へ戻り，同日20：30より初回訪問開始となりました。

Y月15日　2回目の訪問として伺いました。

この会話記録は，Y月15日のもので，本人と会うのは2回目です。

自分自身の状況

木曜日の夜，その日最後の訪問として伺いました。前日，嘔吐が激しく苦しんでいた様子が気がかりで，少しでも苦痛の緩和に努めたいと願っていました。

会話の内容 ▶ 訪問開始の翌日。2回目の訪問。Nさん：患者さん，O：医師（スタッフ同行），Y：患者さんの奥様，犬同席

N1 昨日から今日にかけて，すごく吐いたんですね。久しぶりに吐瀉物の味というか。

（この日もところどころ吐き気を伴いながら，お話される）

O1 吐瀉物？

N2 ええ，それ実感して，きつかったですね。それでね，すっごいリアルにね，死ぬことの怖さっていうんですか。すっごいリアルに実感しました。

> O2　死ぬことの怖さ…。

> N3　ええ，飲み込まれていくような，得体のしれない，怖さ，すっごい実感したんですね。横になっていたらすっごく息苦しくて，なんでかわからなくて，あれが怖くて怖くて，ここで寝ころぶとなるんです。

> O3　ここで寝ころぶとなるんですね。

> N4　はい，これがいまだにわからない。何かわからない。
> （沈黙）
> なぜ息苦しいかわからないから誰がそれをしているかわからないし。

> O4　なぜ息苦しいか，誰がそれをしているかわからないのですね。

> N5　そうです。だから全部はだけて，大きく呼吸して，大丈夫だし，代わりの人が来てくれるわけでもなく，ただただ怖かったですね。

> O5　代わりの人が来てくれるわけでもなく，ただただ怖かったのですね。

> N6　はい，彼女にもわからないし，とにかく逃げ出したいですね，とにかく苦しくて逃げ出したくて，寝返りで逃げられたんですけどね。

> O6　寝返りで逃げられたんですね。

> N7　わからないです，結果的に逃げられたけど，ともかく怖かったです。

> O7　ともかく怖かったんですね。
> （沈黙）
> もう少し，何が怖いのか，お聞かせいただけますか？

> N8　え？　何が怖いのか？…今回ですね，抗がん剤ももういいよとか，じゃあ，漢方薬試そうとか，思っているんですよ。まだ何も試してません。そうやって，ひとつずつ試していこうと思っ

ておきながら，ひとつも試さずに死ぬのは怖いと思っているんですね。ひとつずつ，ひとつひとつ試して試して，最期まで悪あがきをしようと思っているんですね。それが，何も試さないまま，得体のしれないようなものに，持っていかれるのは嫌だなと思うんですよ。

O8　（沈黙）
ひとつずつ試して試して悪あがきをして，最期まで，何も試さないまま持っていかれるのは嫌なんですね。

N9　はい。ひとつひとつ試して，漢方以外にも何かあるかもしれないし，生き残ろうと思っているんですよ。

O9　はい。漢方以外にも何かあるかもしれないし，悪あがきをしても生き残ろうと思うんですね。

N10　はい。

O10　（沈黙）
一番生きていたいと思う理由はなんでしょうか？

N11　う〜ん…なんでしょうね，そう言われると，わかんないし，
（沈黙）
ただね，Yの顔見てると死ねないんですよ。まだ死ねないって思うんですよ。彼女の顔見て，まだ，死ねないですよ。

O11　（沈黙）
奥様ですね。

N12　はい。まだかき氷も食べてないし。

O12　（沈黙）
奥様の顔を見ていると，まだとても死ねない，これが一番生きていたい理由ですね。

N13　うん。

O13　（沈黙）
どんな奥さんですか？

N14 どんな奥さん？　最高の奥さんですよ。

O14 最高の奥さんですね。

N15 （頷く）（この後，数回嘔吐される）

　　（沈黙）

O15 吐き気まだありますね。

N16 あります。

O16 できる限り，悪あがきのお手伝いをしたいと思います。

　　（O_2 sat 99％）

　　奥さんとはどこで出合ったんですか？

N17 職場です。

O17 職場で。

N18 はい。

　　（症状緩和について点滴量の調整と予測指示を奥様と確認する）

O18 また明日来ます。

N19 はい。

O19 何か闘う方法を考えましょう。

N20 はい。

O20 奥様のこと，最高の奥様。

N21 はい。

O21 少しでも吐き気やつらさがやわらぐように。

N22 はい，お願いします。

Y1 明日かき氷を食べたいと言うのですが，いいでしょうか？

O22 もちろん。

　　（嘔吐）

N23 出た…。こんなに水分あまってるのに，なんで痰までうけもたなければいけないんですかねえ。

O23 はい。

　　（沈黙）

N24 先生にはぶっちゃけて言えるんですよね。わかんないけど，なんかね，先生には。全部しゃべらなくちゃいけないって気がする。
(O医師の手をしっかり握る)
(沈黙)
O24 ありがとうございます。(握手)

10-14 事例③の会話記録から学ぶこと(1)
～良い聴き手になるために

会話を振り返って，O医師がNさんからみて良い聴き手になっているかについて考えてみたいと思います。まず，ここでは，良い聴き手になっていない箇所を挙げてみることで，この問題を考えてみます。

N2 ええ，それ実感して，きつかったですね。それでね，すっごいリアルにね，死ぬことの怖さっていうんですか。すっごいリアルに実感しました。
O2 死ぬことの怖さ…。

N2 では，リアルに死ぬことの怖さを実感したと話されているにもかかわらず，**O2** では，しっかりと反復できていません。実際，この現場では，いきなりリアルに死ぬことの怖さを実感…という言葉を前に，言葉を失ってしまったというのが現実でした。いったいNさんは何を言い出すのだろうというほど，この死への怖さをありありと話される様子が伝わってきて，一瞬，身体も心も固まってしまい，どう応答してよいかわからなかった，言葉が出なかったというのが本音です。

それでも，こうして会話記録に起こしてみると，冷静になって，きちんとNさんの伝えたいメッセージである「リアルに死ぬことの怖さを

実感した」という言葉をていねいに反復してみたいと思います。

N3 ええ，飲み込まれていくような，得体のしれない，怖さ，すっごい実感したんですね。横になっていたらすっごく息苦しくて，なんでかわからなくて，あれが怖くて怖くて，ここで寝ころぶとなるんです。
O3 ここで寝ころぶとなるんですね。

ここでも **N2** と同様に，**N3** では，飲み込まれていくような，得体のしれない怖さをすごく実感したと話をされているのに，**O3** では，**N3** の最後の箇所を反復するのが精一杯でした。**N2** に引き続き，**N3** でも死を前にした怖い思い，飲み込まれていくような，得体のしれない怖さを生々しく語られるNさんの思いに，私は言葉を失い，頭の中が真っ白になっていたのが現実でした。結局，やっとの思いで **N3** の最後の箇所である「ここで寝ころぶとなるんですね」と反復するのが精一杯でした。

常に終末期医療の現場に身を置く医師であったとしても，Nさんのように，自分自身の死の怖さをここまでリアルに表現される方に出会うことはあまりありません。実際に，Nさんの苦しみが身にしみるほど伝わってきて，とても冷静に話を聴くことができるのであろうかと思う気持ちにもなりました。それでも，ていねいに耳を傾けていくうちに，なにかしらのヒントが生まれることを信じて苦しみに意識をあてて聴き続けていく必要性を感じています。

N6 はい，彼女にもわからないし，とにかく逃げ出したいですね，とにかく苦しくて逃げ出したくて，寝返りで逃げられたんですけどね。
O6 寝返りで逃げられたんですね。

N6 では,「とにかく逃げ出したい,とにかく苦しくて逃げ出したくて…」と話されています。しかし,**O6** では,**N6** の最後の箇所をふまえて「寝返りで逃げられたんですね」と反復しています。相手の会話の中で2度出てくる言葉は, 大切な鍵となる言葉なので, 反復をするようにと村田先生から指導を受けてきました。つまり, **N6** では,「逃げ出したい」が鍵となる言葉です。確かに **N6** の最後に逃げられたとは言っていますが,ここを反復しても,**N7** では,「わからないです。結果的には逃げられたけれど,ともかく怖かった」と **O6** の応答に対して良いレスポンスが続いていません。つまり,Ｎさんとしては,逃げられたかどうかわからないのです。**N6** でのメッセージは,逃げ出したいという思いです。この思いをしっかりと受けたいと思います。

N11 う〜ん…なんでしょうね,そう言われると,わかんないし,(沈黙)
ただね,Ｙの顔見てると死ねないんですよ。まだ死ねないって思うんですよ。彼女の顔見て,まだ,死ねないですよ。
O11 (沈黙)
奥様ですね。

N11 は, この会話の中で最も転換する箇所です。今まで苦しみをずっと訴えてきたＮさんが, 一転してプラスに転じる箇所です。**N11** では,「死ねない」という言葉が3回出てきます。つまり,Ｎさんは「死ねない」強い思いを抱いていることが明らかです。ですから,**N11** を受けたら,**O11** では,「死ねないのですね」という言葉をしっかり返さなくてはいけないところでしょう。できれば,「奥様の顔を見てると死ねないと思うのですね」と返したいところです。しかし,**N11** の言葉を聴きながら,しばらく自分の心が激しく動いてい

て，どう反応してよいかわかりませんでした。ですから，しばらく沈黙を持った上で，やっと出てきた言葉が「奥様ですね」でした。実際の現場では，精一杯でも，このように会話記録に起こしてみると，いろいろ見えてくることがあります。その上で，さらに良い援助が提供できるように，良い聴き手になるための訓練を続けていきたいと思います。

10-15　事例③の会話記録から学ぶこと(2)
～支えを強めるために

ここからは，Nさんの支えについて考えていきたいと思います。Nさんの支えとはどのようなものなのかを意識して，この重々しい会話の中から，援助の可能性を探っていきたいと思います。

N2 すっごいリアルにね，死ぬことの怖さっていうんですか。すっごいリアルに実感しました。
N3 飲み込まれていくような，得体のしれない，怖さ，すっごい実感したんですね。
N5 代わりの人が来てくれるわけでもなく，ただただ怖かったですね。
N6 とにかく逃げ出したいですね，とにかく苦しくて逃げ出したくて。
N7 ともかく怖かったです。

N2～**N7**にかけて，死への恐怖を語られています。ここでは，死の怖さを，時間・関係・自律のどれに該当するのか，細かく判断することはできません。しかし，とにかく怖いことであるということがわかります。苦しくて逃げ出したくなるほどに怖いというNさんの存在は，－の状態であると考えてよいでしょう。

一般的に，N2～N7までを聴くと，話題を変えたくなるかもしれません。もっと違った話題に変えて，明るい話や楽しい話に切り替えてみたいと思う人もいるでしょう。しかし，いくらその場しのぎに話題を変えても，Nさんの真の苦しみをやわらげることは難しいことでしょう。

ここでは，繰り返し出てくる「怖かった」思いについて，さらに深めていくことを考えたいと思います。何が怖いのか，そのNさんの思いを聴くことが，さらに話の展開になるとここでは考えます。

N8 え？ 何が怖いのか？…今回ですね，抗がん剤ももういいよとか，じゃあ，漢方薬試そうとか，思っているんですよ。まだ何も試してません。そうやって，ひとつずつ試していこうと思っておきながら，ひとつも試さずに死ぬのは怖いと思っているんですね。ひとつずつ，ひとつひとつ試して試して，最期まで悪あがきをしようと思っているんですね。それが，何も試さないまま，得体のしれないようなものに，持っていかれるのは嫌だなと思うんですよ。

N9 はい。ひとつひとつ試して，漢方以外にも何かあるかもしれないし，生き残ろうと思っているんですよ。

N8 N9 では，N2～N7までとは異なり，新しい展開が生まれています。このN8 N9 の中心的な苦しみは，漢方薬などを試そうと思っていながら何も試していないこと，ひとつも試さずに死ぬのは怖いということです。ひとつひとつ試して試して，最期まで悪あがきをしようと思っているのが，何も試さないまま，得体のしれないようなものに，持っていかれるのは嫌だということです。これは，まだ何かある治療を試すことができない（選択肢を失う）自律存在（－）とアセスメントすることができます。さらにN9では，「生

き残ろうと思っている」と話されています。Nさんは，生きていたい，そのために，最期まで悪あがきをしてでも，生きていたいということを痛切に訴えています。

この訴えを聴いて，皆さんはどのようなケアプランをたてるでしょうか？

身体の状態はぎりぎりであり，とても抗がん剤などを投与できる状況ではありません。腸閉塞でM-tubeから毎日600mL以上排液があり，漢方薬を内服することなどもとても困難な状態でした。PS4, るい痩著しく，この1～2週間の経過より，日の単位の予後と思われる体力しか残されていないNさんを前に，N8 N9 を受けて，どのようなケアを展開していったらよいのでしょうか？

ある人は，今の状況の中で，具体的に治療の薬の話をすることを援助と考える人もいるでしょう。少量の抗がん剤ならばできるかもしれない，代替療法のいくつかを具体的に紹介することを援助として考える人もいるかもしれません。確かに本人の希望である「試したい」という話を受けて，治療の可能性の話をすることは援助のひとつと思います。

その一方で，今の体力では闘うことは無理なので，症状緩和を中心に身体を休めるほうがよいことを説明すると考える人もいるかもしれません。緩和ケアに従事する医療者の中には，緩和ケアの対象を，「緩和ケアを理解している人」「これ以上の積極的な治療ができないことを理解している人」と限定することが望ましいと考える人もいます。確かに，緩和ケア病棟では，積極的な抗がん剤治療は一般的には行われていません。また，人工呼吸器や心臓マッサージなど，機械的な延命治療も行っていない施設がほとんどでしょう。ですから，最期まで徹底抗戦することを希望されても，実際に希望する医療を提供できない場合があります。そのために，緩和ケアを受ける対象者を「緩和ケアを理解している人」と限定することを緩和ケア病棟の入院基準にし

ている施設もあります（補：個人的にこの入院基準には反対です）。この流れを受けるならば，N8　N9　に対して，これ以上の積極的な治療は難しいことを説明するケアプランを考える人もいるでしょう。はたして，N8　N9　を受けて，どのような対応が望ましいのでしょうか？

ホスピスでの経験から，Nさんのように，最期まで悪あがきをしようと思っている人は，一言で言うと"生きていたい"という人であると感じています。つまり N8　N9　でNさんが言いたいメッセージは，"生きていたい"という心からのメッセージであるととらえたとき，代替療法を提示するだけではなく，"生きていたい"というNさんの思いをていねいに聴くことを通して，援助の可能性が見えてきます。そこで，O10　では，次のように返しています。

O10　（沈黙）
　　　一番生きていたいと思う理由はなんでしょうか？
N11　う〜ん…なんでしょうね，そう言われると，わかんないし，
　　　（沈黙）
　　　ただね，Yの顔見てると死ねないんですよ。まだ死ねないって思うんですよ。彼女の顔見て，まだ，死ねないですよ。

N11　では，生きていたいと思う理由をたずねられて，はじめは，わからないと答えています。しかし，少し間を置いてから，「ただね，Yの顔見てると死ねないんですよ。まだ死ねないって思うんですよ。彼女の顔見て，まだ，死ねないですよ」と続きます。ここでは，奥様の存在が，生きていたい理由，死ねないと思う理由として明らかになってきます。これは，奥様の存在が関係存在（＋）としてNさんに働いているとアセスメントすることができます。N1　〜　N10　までは，存在としてマイナスの状態が続いていました。身体的には，き

わめて不安定で，腹水・腸閉塞のため難治性の嘔気・嘔吐を繰り返していました。その苦しみの中で，ていねいに聴くうちに N11 で奥様の存在が関係存在（＋）であることが浮かび上がってきます。この＋をさらに＋＋にするためには，どうしたらよいかは，第9章で紹介してきました。素直に関係存在（＋）の話を伺うだけでよいのです。そのため，O13 で次のように応答しました。

O13 （沈黙）
　　どんな奥さんですか？
N14 どんな奥さん？　最高の奥さんですよ。
O14 最高の奥さんですね。
N15 （頷く）

N14 では，関係存在（＋）である奥様のことを，最高の奥さんと答えています。生きていたい，まだ死ねない理由である奥様の存在を「最高の奥さんですよ」と。

10-16　事例③のまとめ

この会話記録をまとめてみたいと思います。
1) 死ぬことの怖さをすごくリアルに実感したと話をされます。存在は－とアセスメントしてよいと思われますが，時間・関係・自律のいずれにあたるかは，この段階では特定できないと思います。
2) その後，死ぬことの怖さを伺うと，漢方薬など試そうと思っていながら何も試していないこと，ひとつも試さずに死ぬのは怖いということ，最期まで悪あがきをしようと思っているが，何も試さないまま得体のしれないようなものに持っていかれるのは嫌だ，ということを話されます。これは，まだ何かある治療を試すことができない（選択肢を失う）自律存在（－）とアセスメントすること

ができます。

3) 生きていたい思いがあることを意識して伺ってみると，「Yの顔見てると死ねないんですよ，まだ死ねないって思うんですよ，彼女の顔見て，まだ，死ねないですよ」と話されました。ここでは，関係存在（＋）とアセスメントすることができます。

この会話は，まったく励ましが通じない場面から始まりました。あまりの苦しみの大きさのため，終末期医療を専門にする私でも返す言葉を失うほどでした。それでも，話題を変えず，逃げないでていねいに話を聴く中で，話が展開していきます。生きていたいと思う気持ち，最期まで悪あがきをしようと思っている気持ちが表れてきます。そして，奥様のことが死ねない理由であることが明らかになっていきます。身体的な苦しみをやわらげることが困難な状況の中で，まだお会いして2日目であるこの状況の中で，しっかりと私に話をしていただいたことがとても印象的でした。Nさんは，この会話の5日後に，自宅で静かに永眠されました。

> **N24** 先生にはぶっちゃけて言えるんですよね。わかんないけど，なんかね，先生には。全部しゃべらなくちゃいけないって気がする。

この **N24** の言葉は，関わる時間の長さだけが大切ではなく，たとえ短い時間しか関わることができなくても，援助的コミュニケーションを学ぶことで，信頼関係を構築できる可能性があることを示すものとして大切にしたいと思います。

11 援助者のスピリチュアルペイン

　ここまで終末期のケアに携わる援助者のために，対人援助論を紹介してきました。この章では，視点を変えて，援助者のスピリチュアルペインについて考えてみたいと思います。
　一般的に，ホスピス・緩和ケアを紹介する話には，きれいな話が多いと思います。健康なときには気づかなかったことを，病気を通して気づくことがあります。仕事人間だった人が，不治の病にかかり，自分の人生を振り返った上で，人の優しさに気づき，家族の絆の大切さを実感して最期を迎えることがあります。普段はあたりまえに思っていたことが，いのちが限られたと知ったとき，ひとつひとつ際だって見えてきます。将来を失うという非日常の世界では，健康があたりまえと思っていたときの価値観は通じません。仕事ができる，トイレに行くことができる，人に迷惑をかけないで生活を送ることができる…，こんなあたりまえのことですら，身体の衰弱とともに失われていきます。しかし，人は，たとえ自分の存在を失う苦しみの中にあっても，新しい支えに気づくことがあります。
　人は，ただ単に苦しむのではありません。苦しむ前には気づかなかった大切な自分の支えを，苦しみを通して再発見する可能性があるのです。その支えを大きく集約し，時間存在，関係存在，自律存在の3つの支えとしたことは，既に第6章で紹介してきたところです。
　しかし，すべての人が支えを持ち，人生の最期を笑顔の中で逝くわけではありません。家族と別れたくない，まだやり残した仕事がある，

などの理由から死にたくないと嘆願する患者さんがいます。もうこんな身体になってしまって，生きている意味がないから，早く殺してほしいと嘆願する患者さんもいます。援助者が，どれほど心をこめて接していても，どうしても苦しみがやわらぐことのない患者さんがいます。このような場面では，援助者がどのように関わってよいか，しばしばわからなくなります。力になりたいと願いながら，力になれないとき，関わることが困難になります。これが，援助者のスピリチュアルペインです。この章では，援助者のスピリチュアルペインについて考えてみたいと思います。

11-1　力になりたいと願いながら，力になれない苦しみ

この本を読まれている読者は，何かしらの援助を行っている人ということを前提に話を進めます。私たちは，苦しむ誰かの力になりたいと願い，様々な知識と経験を積んでいこうとします。救命救急の医師であれば，最先端の医療を学び，先進的な治療を行っている施設の見学に行き，新しい技術を学ぼうとします。そして，これから出会う患者さん・家族のために，力になろうとします。ホスピス・緩和ケア病棟でも，苦しむ患者さん・家族の力になろうとします。たとえ病気そのものをすっかりもとに戻すことが難しくても，患者さん・家族の希望やニーズに応えたいと願います。様々な病棟生活の制限をはずし，できる限り自由に過ごせるように配慮します。施設によって違いはあるかもしれませんが，多くのホスピス病棟では，家族の面会が24時間自由です。お酒を飲むことができます。家で飼っているペットを連れてくることができます。様々なボランティアが病棟に来て，いろいろな援助をしてくれます。キッチンがあり，食事をつくることができます。出前をとって，病室で家族と患者さんが団欒することもできます。これらのひとつひとつは，少しでも患者さん・家族の力になりたいという視点から生まれるものです。

しかし，すべての患者さん・家族の希望やニーズに応えることができるかと言えば，できないことのほうが多いかもしれません。下半身麻痺の患者さんが，トイレまで歩けるようになりたいと希望します。しかし，どれほどリハビリを行っても，麻痺が完成した下肢は，びくとも動きません。歩きたいという患者さんの希望にそうことができず，力になることができないのです。

来年の春に初孫が生まれるので，それまで生きていたいと希望される患者さんがいます。初孫のために，靴下を編んだり，ベビーベッドを用意したり，とても楽しみにしている患者さんです。しかし，病状を考えるとあと1カ月も生きることができない現状があります。いくら患者さんから「初孫をこの目で見てみたい，抱いてみたい」と希望されても，希望をかなえることができません。

「痛いことは嫌です。でも，痛み止めだけは絶対に使わないで下さい…」こんな非現実的な訴えをぶつけてくる患者さんもいます。がんと診断された後，自分自身で民間療法と出合い，自分の力で病気を治すと信じてきた患者さんです。民間療法の先生からは，絶対に麻薬は使ってはいけないと指導されており，いのちを縮めてしまう薬と認識していました。ホスピス・緩和ケアの世界では，適切なオピオイド使用は安全でいのちを縮めることはありません。さらに，がんの痛みだけではなく，息切れや倦怠感を改善する大切な薬でもあります。しかし，ある患者さんにとっては，いのちを縮める薬としか映りません。どれほど適切な説明を行ったとしても，その人の信じる世界観を変えることは容易ではありません。このようなとき，痛みで苦しむ患者さんを前に，関わるすべを失うことがあります。一時的にマッサージでしのいだとしても，根本的な苦しみをやわらげることはできません。少しでも苦しみをやわらげたいと願いながら，力になれずに苦しむ私たちがいます。

希望と現実の開きが苦しみであることを紹介してきました。絶対に死

ない，病気に打ち勝ってみせると信じている患者さんがいます。「ホスピス病棟に来たのは，前の病院では自分の信じている民間療法が行えないからです」──こう言いながら，自分の信じた様々な治療を続けていました。小康状態を保っているときには穏やかでした。しかし，徐々に病状が進んでくると，表情が一変します。ある日，訪室すると，背中の痛みを訴えました。よく聴くと，「背中が痛いのは，昨日看護師がていねいに背中を拭いてくれたからだ…」と訴えるのです。その後，イライラ感は大きくなっていきました。ナースコールが頻回となり，窓を少しあけてほしい，少し閉めてほしい，ベッドをギャッジアップしてほしい…。心をこめて接していても，不満は大きくなります。「ここの病棟のスタッフは，呼んでもちっとも来てくれない」──家族も同様にイライラ感を募らせていきます。

ある日，訪室すると次のように怒られました。

「おかしいです！ この本にはがんが消えると書いている。しかし，病状がどんどん進んでいくのは，医師であるあなたがいけない！」

どれほど，心をこめて患者さんに接していても，喜んでいただけないことがあります。どれほど患者さんの力になりたいと願っていても力になれないことがあります。力になれないとき，どう接してよいかわからずに落ち込んでしまうことがあります。これが援助者としての存在と生きる意味を失うスピリチュアルペインです。

11-2　誰かの支えになろうとする人こそ，一番，支えを必要としている

ホスピス病棟で働きはじめたとき，少しでも患者さん・家族の力になりたいと願いました。そのために，必死で勉強しました。緩和医療，心理学，哲学，宗教…。どんな苦しみがあっても，どんな人生を過ごしてきたとしても，温かく迎えてあげたい。少しでも苦しみをやわらげる力がほしいと思いました。しかし，実際の現場では違っていました。死を前に現れる理不尽な思いをすべてやわらげることはできませ

ん。トイレまで歩きたい，初孫の顔を見てみたい，痛いのは嫌だけれど痛み止めは使いたくない，もっと生きていたい，まだ死にたくない…。すべての患者さんの力になることはできませんでした。

力になりたいと願いながら，力になれないとき，援助者としての存在と生きる意味を失う苦しみが現れます。ある患者さんの前では，まったくの無力だったからです。

これを3本の柱で支えられた平面図で表すと図11-1となります。"役に立つ"という選択肢を失う苦しみは，自律存在が折れた状態と考えることができます。自律の支えを失い，傾いてしまった状態，つまり，このテーマは援助者のスピリチュアルペインと考えることができます。

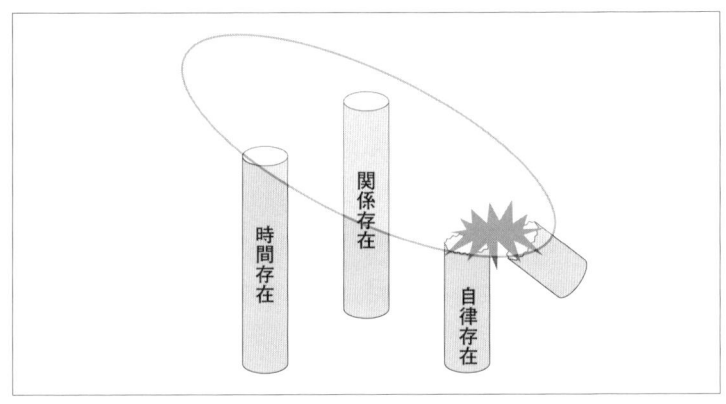

〈図11-1〉役に立たないとき，自律の支えを失う

患者さんの力になれないとき，患者さんに会うことが苦しくなります。回診として訪室するときには，部屋の前で大きく息を整えて，よいしょ！と声をかけながら部屋に入るほどエネルギーを必要とします。あるときには，部屋に入る勇気がなくて，昼間に回診することができず，夜になってから訪室することもありました。看護師さんも同様です。ナースコールが鳴っても，誰か代わりに出てくれないかな？と思ったり，担当看護師として関わりを持つことが苦しく感じたりすることがあります。

この苦しみを通して学んだ言葉が次の言葉です。

> 誰かの支えになろうとする人こそ，一番，支えを必要としています。

この言葉は，私の言葉ではありません。私の「いのちの授業」を聴いてくれた高校1年生の感想文にあった言葉です。感想文には，次のように書いていました。

> 講演が終わって，みんなが個人的に質問に行っているときに，誰かが「毎日死ぬのを見ていると慣れるものなのですか？」と質問していました。そうしたら，「慣れることはありません。すごくつらいです。だからこそ，支えが必要です」と小澤先生は言っていました。
> 悲しかったです。どうしてかわからないけれど，そのとき悲しかったです。毎日人が死んでいくのを，何年間もずっと見続けてきて，そのたびにすごく悲しくて，慣れることはないなんて，どんなにつらいことかとてもわからない。それももちろん悲しかったです。でも私が泣きそうになったのは，小澤先生がただつらいと言っただけじゃなく，「だからこそ支えが必要です」と言ったからです。
> そのとき，私は小澤先生がすごく強い人に見えて，次の瞬間すごく弱い人に見えました。弱いというのはマイナスな意味じゃなくて，うまく言えないのですが，人はあまり，自分には支えが必要だとは自分で言いません。だけど，それをかみしめるように言った小澤先生が，いかに自分の仕事を大切に思っているかをそのとき感じました。誰かの支えになろうとしているこの人が一番支えを必要としているのだとそのとき思ったのです。小澤先生の目を見ていると，小澤先生の悲しみが流れ込んでくるような気持ちがしました。それで，私は涙が出てきたのです。だから，それがどうしてかということを言葉で説明することはできないのです。

この感想文を読みながら，私は，すばらしい洞察力だなぁと感心しました。確かに，私は，支えになりたいと願っていました。そのためにいろいろ努力してきました。少しでも，苦しむ人の支えになりたい，そう心から願っていました。しかし，実際に医療の現場で学んだことは，支えたいと願っているこの私こそ，一番，支えを必要としているという事実でした。

　自分に力があると思うとき，人は支えを必要とはしません。何でも自分でできると思うからです。しかし，自分に力がないとき，苦しみます。特に，苦しむ誰かを支えたいと思えば思うほど，支えようとする力がほしくなります。すると，力ない自分を認めることができず，向き合うことが困難になります。

　多くの医師は，自分の力になれる範囲を知っています。たとえば，自分の専門は内科なので形成外科的な処置は専門医にお願いしよう…，皮膚科の疾患は少し診ることができるが，小児科は苦手なので，専門の先生に紹介しよう…などと考えます。自分の守備範囲を知っておくことは大切なことです。誠実な医療を提供するためにも，自分の守備範囲を知っておくこと，そして，専門医に紹介することは大切なことです。

　しかし，この考えでいくと，看取りの医療に携わることのできる医師はきわめて少ないままでしょう。医師に，「あなたの専門は何科ですか」とたずねて，「看取りを専門にしています」と答える医師は，自分を除いて今までお会いしたことがありません（私は，専門科をたずねられたら，「看取りを専門にしています」と答えるようにしています）。治さないといけない病気であれば，きちんと専門医に紹介することは大切です。しかし，ここで紹介したいテーマは，どれほど医学や科学が発達しても答えることのできない理不尽な問いかけ（スピリチュアルペイン）とどう向き合うかです。ホスピス・緩和ケアを紹介する話にはきれいな話が多いかもしれません。しかし，現実は，それほど良

い話だけではないのです。

私は，看取りを専門にする医師として，少しでも苦しむ人の力になりたいと願っていました。そして，少しでも苦しみをやわらげる力がほしいと願い，様々な勉強をしました。しかし，実際に医療の現場で学んだことは，誰かの支えになろうとしているこの私が，一番，支えを必要としていたということでした。

11-3 私にとっての支えとは

苦しみは，決して負の要素だけではありません。苦しむ前には気づかなかった大切な支えに気づく可能性があります。力になれない苦しみの中で見えてきたものは，まさに私の支えとは何か？でした。決して自分ひとりで働いているのではありません。多くの仲間がいます。ホスピス病棟時代には，信頼できるホスピス病棟のスタッフがいました。開業して，在宅ホスピス医として地域に出ても，とても力強い仲間が多くいることに気づきました。訪問看護ステーション，訪問介護の事業所，ケアマネジャー，訪問薬剤師など，「めぐみ在宅クリニック」として仕事をしていても，決して1つの医療機関だけで働いているのではないことを実感します。私には，家族がいます。家内と子ども2人，家内の母，そして1匹の犬（名前はシシリー・ソンダーズと言います）。今まで出合いお別れしてきた多くの患者さんがいます。横浜甦生病院ホスピス時代には約1300人の患者さんの主治医としてお別れをしてきました。

そして，「いのちの授業」を行った後に届く生徒さんの感想文も大きな支えとなります。感想文から，ひとりひとりの熱い気持ちが伝わってくるとき，元気が与えられます。これは，支えとなる私の関係存在です。

将来の夢も，私の大切な支えです。今は，緩和ケアを本当の意味で理解し，協力していただける医療者は少ないかもしれません。しかし，

いつの日か私の授業を聴いた生徒さんの中から，温かい心を持った医療者が多く現れ，がんに限らず，すべての終末期の患者さんときちんと向き合うことのできる真の援助者が増えていく——という夢があります。どんな病気であっても，日本のどこに住んでいても安心して最期を迎えることがあたりまえになる社会になるという夢もあります。

さらに，自分の仕事を遂行する自由が与えられています。横浜甦生病院ホスピス病棟勤務時代には，なかなか思うような活動ができませんでした。しかし，独立してからは，自分の代わりに講演活動を行うことのできる非常勤講師をめぐみ在宅クリニック内に養成することができました。営利にこだわらず，自分の良いと思うところの医療を展開できる自由があります。

そして，私は，信仰が弱いものですが，クリスチャンです。自分の思うようにはならないことが，たとえいくつあったとしても，すべての出来事をゆだねることのできる信仰を持っています。この支えを育むことができるとき，たとえ患者さんの力になれない自分であったとしても，支えゆえに，自分自身の存在を比較的穏やかに保つことができます。

このことを図に表すと，図11-2となります。

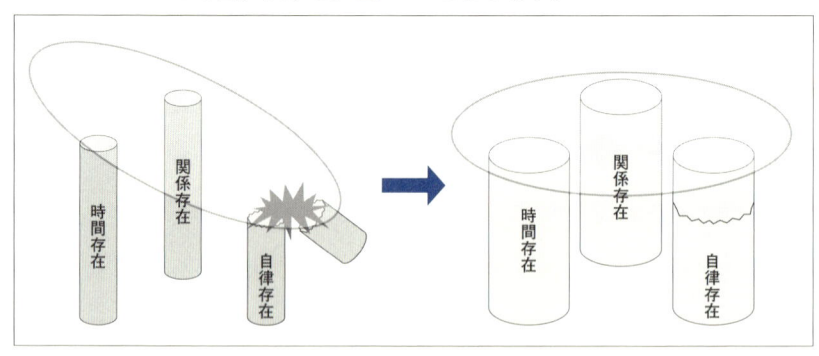

〈図11-2〉たとえ役に立たなくても，新しい支えが与えられると，平面は水平性を取り戻す

11-4　上下から水平へ

苦しみの中にあったとしても，自分の支えに気づくと，人は穏やかさを取り戻すことができます。この変化は，とても大きなものです。それまでは，なんとか力になりたくてもがいている自分がいました。力になりたいと思えば思うほど，力になれないとき，苦しみは大きくなります。ところが，苦しみの中で自分の力のなさを認めること（無力の自分を認めること）ができるとき，自分の支えが見えてきます。決して1人ではないということ，多くの支えが与えられていることに気づいていきます。すると，たとえ力のない自分であったとしても，苦しむ患者さんと向き合える不思議な力が与えられてきます。

これをイメージしたものが，図11-3です。

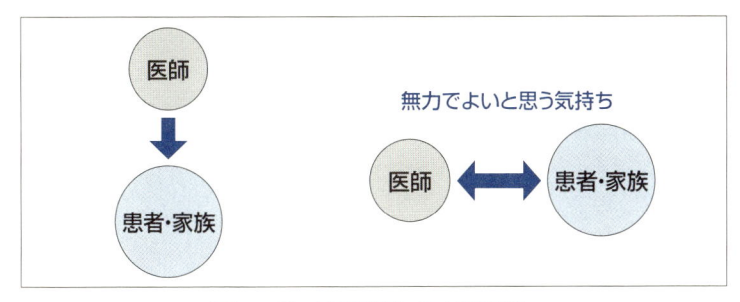

〈図11-3〉上下関係から水平関係へ

力がほしいとき，援助者は，どちらかと言えば上下関係にあるでしょう。援助者が上で，苦しむ人が下になります。私が，苦しむ人を助けてあげたい…という意識で関わるということは，無意識であったとしても，上下の力が働くものです。しかし，自分に力がないことを認め，なお力のない自分であっても，苦しむ人と向き合えることができるとき，上下とは異なる関係が展開されてきます。

ある運命の下では，どれほど経験を積んだ医師であったとしても，すべての苦しみをやわらげることなどできないのです。何もできない1人の人間であることを認めたとき，たとえ苦しみをやわらげることのできない私でも，苦しむ人のそばにとどまることができるのです。こ

のとき，上下ではない水平の関係として関わる可能性が見えてきます。それは，白衣を着た力のある援助者ではなく，丸裸の弱い1人の人間として関わることを意味します。

11-5 弱さ・無力の持つ確かな力

ホスピス病棟で働こうと思ったとき，すべての苦しみをやわらげる本当の力がほしいと願いました。しかし，臨床の現場で学んだことは，とても力になれない患者さん・家族の存在でした。死を前に現れる理不尽な思いをすべてやわらげることなどできません。下半身麻痺の患者さんがトイレまで歩きたいと希望します。まだ死にたくないと涙を流す患者さんの前で言葉を失うことも少なくありません。問題を解決しなくてはいけないと思えば思うほど，その人の前に臨むことが困難になります。

真の力とは，すべての問題を解決できる力ではありません。真の力とは，たとえ解決できない問題を前に弱く無力な私たちであったとしても，逃げないで最期までその人と向き合う力です。これを私は，弱さ・無力の持つ確かな力という言葉として紹介しています。

ホスピス・緩和ケアの世界は，決して良い話だけではありません。緩和ケアに携わる援助者を増やすために，ただ，きれいな話だけを紹介して，緩和ケアを一緒にやりましょうと言っても，必ず大きなしっぺ返しにあいます。関われば関わるほど苦しみが大きくなり，やがてバーンアウトしてしまうことでしょう。

たとえ終末期の患者さんであったとしても，逃げないで向き合うためにどうしたらよいのか？と聞かれたら，私は迷わずこう答えるでしょう。誰かの支えになろうとする援助者こそ，一番，支えを必要としている，と。その支えに気づくのは，自分自身の弱さ・無力な思いから生まれるものです。しかし，人は弱いからこそ，力がないからこそ，強くなれる可能性を持つのです。

参考文献

スピリチュアルケア理論の理解を深めるために，参考となる文献を紹介します。英文の文献もありますが，医療関係以外の方も多く読まれることを念頭に置き，手に入りやすい和文のものを紹介しました。

● 小澤竹俊のもの
1) 小澤竹俊：苦しみの中でも幸せは見つかる．扶桑社，東京，2004．
2) 小澤竹俊：13歳からの「いのちの授業」── ホスピス医が教える，どんな時でも「生きる支え」を見つけるヒント．大和出版，東京，2006．
3) 小澤竹俊：いのちはなぜ大切なのか（ちくまプリマー新書67）．筑摩書房，東京，2007．

● 村田久行先生のもの
【単著】
4) 村田久行：改訂増補・ケアの思想と対人援助．川島書店，東京，1998．
5) 村田久行：在宅ケア悩み相談室；ヘルパーのためのスーパービジョン講座．中央法規出版，東京，1999．

【論文】
6) 村田久行：スピリチュアルケアとは何か；臨床に活かすスピリチュアルケアの実際 1．ターミナルケア 12(4)：324-327，2002．
7) 村田久行：スピリチュアルペインをキャッチする；臨床に活かすスピリチュアルケアの実際 2．ターミナルケア 12(5)：420-424，2002．
8) 村田久行：スピリチュアルペインの構造とケアの指針；臨床に活かすスピリチュアルケアの実際 3．ターミナルケア 12(6)：521-524，2002．
9) 村田久行：スピリチュアルケアの実際 1；臨床に活かすスピリチュアルケアの実際 4．ターミナルケア 13(1)：66-70，2003．
10) 村田久行：スピリチュアルケアの実際 2；臨床に活かすスピリチュアルケアの実際 5．ターミナルケア 13(2)：149-153，2003．
11) 村田久行：スピリチュアルケアの実際 3；臨床に活かすスピリチュアルケアの実際 6．ターミナルケア 13(3)：209-213，2003．

12) 村田久行:スピリチュアルケアの実際 4;臨床に活かすスピリチュアルケアの実際 7. ターミナルケア 13(4):321-325, 2003.
13) 村田久行; 終末期がん患者のスピリチュアルペインとそのケア: アセスメントとケアのための概念的枠組みの構築. 緩和医療学 5(2): 157-165, 2003.

【研究会】

村田久行先生が主催されている「対人援助・スピリチュアルケア研究会」を紹介します。

> NPO法人 対人援助・スピリチュアルケア研究会事務局
> e-mail:npospiritualcare@ybb.ne.jp

あとがき

ホスピス・緩和ケアに従事するようになり14年目を迎えます。これまでに1400人以上の患者さんとお別れをしてきました。しかし，何年経験しても最期のお別れに慣れることはありません。終末期の医療に携わる中で，いつももがき苦しんでいる自分がいます。たとえ短い時間であったとしても，心と心の交流から築かれた絆が死別により目に見えない形になってしまうからです。まだ幼い子であったり，みんなから慕われるお母さんであったり…，なんでこんなすてきな人がいのちを落とさなければならないのだろうと言葉を失う場面に何度となく立ち会ってきました。別れ際に一言患者さんとご家族にあいさつを伝えることがあります。しかし，涙がこぼれて，言葉にならないこともしばしばあります。なんでこのような仕事を自分は選んだのだろうと自問自答することもあります。

そんなとき，自分の弱さを感じながら，なお支えとなっている様々なことを心に覚えます。開業してうれしいことは，一緒に訪問に同行するスタッフがいることです。今までホスピス病棟で働いていたときには，病棟の回診も仕事を終えて出かける往診も1人で患者さん・家族と相対していました。しかし，今はスタッフと一緒です。うれしいことも悲しいことも共有できる仲間がいつもそばにいます。たとえ胸がつまるような場面であったとしても，この仲間がいるから仕事を続けることができます。

この本で紹介したかったことは，一言で言うと"逃げないこと"です。どれほど臨床経験を積んでも，私たちはしょせん弱い1人の人間に過ぎません。死を前に苦しむ人の前で，何かできるのかと言えば，ほとんど何もできないに等しいかもしれません。それでも，逃げないで苦しむ人と関わり続けることのできる私たちでありたいと願います。

ただ逃げないでそばにいろと言っているわけではありません。向き合うには，向き合うだけの確かな根拠を示したいと思っていました。そこで登場するのが，スピリチュアルケアの理論的な枠組みです。言葉を失うような場面に遭遇しても，逃げないで関われる可能性を持ち続けるとき，苦しむ

人と最期まで向き合うことのできる真の援助者の道が拓かれます。この向き合う姿勢こそ，臨床の現場で最も大切になってくると私は感じています。この本が，少しでも，苦しむ人と向き合いたいと願う援助者のお役に立てれば，これ以上の喜びはありません。

この本ができあがるまでには多くの時間を必要としました。書きはじめてから脱稿するまで1年6カ月かかりました。特にめぐみ在宅クリニックを開業してからの1年はあわただしく2007年1月から12月に在宅で亡くなった患者さん80名の診療と，同期間の講演回数154回の活動を考えると，自分でもよく原稿を書けたと思います。振り返ってみて原稿を書く力になったのは，このテーマが，今の時代に必要とされているとの思いでした。村田先生から教えていただいたスピリチュアルケアの理論的な枠組みは，これからの緩和医療のみならず医療・福祉・教育の中でスタンダードなものになると確信しております。しかし，この理論的な枠組みをわかりやすく提示する本がほとんどないことが気がかりでした。この魅力ある理論を伝えたい，この思いが原稿を書く大きな源になりました。

感謝したい人たちがいます。

まず最愛の妻の幸子です。開業以来，家族の時間が少なくなりました。身体が空いている時間のほとんどをこの本の執筆にあてていたと言ってもよいでしょう。それでも温かく，いつも見守ってくれました。そして，めぐみ在宅クリニックのスタッフの皆さんです。看護師の佐藤さんには，言葉では言い尽くせない大きなエールをいつもいただきました。夜の訪問診療に同行し会話記録を起こしてくれる大河内さんには，何度となく修羅場の場面をともにしていただきました。医療事務として訪問に同行する宝田さん，二階堂さんには，いろいろな無理をお願いする中で辛抱強く付き合っていただきました。非常勤医師として手伝っていただいた喜多先生には，訪問の手伝いだけではなく，講演で留守のときにバックアップ医師として応援していただきました。めぐみ在宅クリニックの特徴は，クリニック内にケアマネジャーも訪問看護師もいないことです。つまり，年間100名近

い看取りを提供する在宅緩和ケアを他の事業所と連携しながら行っているのです。今の地域で活動できるのも，心から信頼できる訪問看護ステーション，居宅介護支援事業所があるからです。ここでは紹介しきれない多くの人たちにお世話になりました。そして，このスピリチュアルケア理論を教えていただいた村田久行先生です。現象学の理解が未熟な私ですが，自然科学では対処できない難題をひもとくヒントをいただきました。最後に原稿を辛抱強く待っていただいた日本医事新報社の加藤範也さんには，心から感謝申し上げます。

著 者

索引

欧文
Breaking Bad News 78
EBM（Evidence Based Medicine） 21

あ
愛着理論 37
アンチノミー 17

い
イギリス経験論 15
医師 189
意識 23
遺族 40
インフォームド・コンセント 43

え
援助者のスピリチュアルペイン 180
援助的コミュニケーション 62, 85

お
嘔気対策 146
オピオイド 182
オムツ 45

か
回診 184
会話記録 99, 131
確信成立の条件 24
家族神話 122
関係存在 36, 66
観察 84
患者・家族 189
がん対策基本法 1
カント 16
カントモデル 19
緩和ケア 61, 176, 182

き
聴き急ぎ 112
聴く 85
希望と現実の開き 5
共感 80

く
苦しみ
　　——の本質 5
　　関係の支えを失う—— 39
　　自己決定できる自由を失う—— 48
　　将来の夢を失う—— 35

け
形而上的な問題 19
言語化 89
現象学 22
現象学的還元 23
　　——による認識 24

こ
抗うつ薬 62
抗がん剤治療 176
抗不安薬 62
個人情報保護 43
コミュニケーション 78

さ
在宅 57
サイン 88
支えとなる関係 36

し
死 19
　　——の怖さ 172
時間存在 33, 66
志向性 36
自己決定できる自由 41
自然科学的認識モデル 19
自然的態度 23
　　——による認識 24

上下関係　*189*
症状緩和　*146, 152*
将来の夢　*33*
ジョン・ボウルビィ　*36*
自立　*44*
自律存在　*41, 66*
自律の概念　*42*
信念対立の基本構造　*19*

す
水平関係　*189*
スピリチュアルケア　*72*
　——のプランニング　*114, 139*
スピリチュアルペイン　*9, 66*
　——のアセスメント　*114, 139*
　関係存在を失う——　*39*
　時間存在を失う——　*35*
　自律存在を失う——　*48*

せ
精神的な苦しみ　*11*
制吐薬　*146*
セカンド・オピニオン　*43*

そ
存在　*74*
存在と意味の消滅　*11*
存在論的差異　*74*

た
対象物　*23*
大陸合理論　*15*
正しい認識　*13*

ち
沈黙　*90*

て
デカルト　*14*
手放す　*46*

と
問いかけ　*92*

トイレ　*45, 139*

に
ニーチェ　*17*
ニーチェモデル　*19*
尿留置カテーテル　*45*
認識論　*12*

は
ハイデッガー　*33*
パラダイムシフト　*4*
反復　*88*

ひ
悲嘆のケア　*40*

ふ
フッサール哲学　*22*

ほ
ポータブルトイレ　*45, 139*
ホスピス　*63, 182*

ま
希死念慮　*42, 61*

み
3つの柱で支えられた平面モデル　*66*
看取り　*186*
民間療法　*182*

む
無力　*189*

め
メッセージ　*89*

ゆ
ゆだねる　*46*

ら
ライフレビュー　*63, 154*

り
理解　*80*
理解者　*85*

わ
悪い情報　*78*

著者紹介

小澤竹俊 Taketoshi Ozawa

1963 年	東京生まれ
1987 年	東京慈恵会医科大学医学部医学科卒業
1991 年	山形大学大学院研究科医学専攻博士課程修了
	その後，救命救急センター，農村医療に従事
1994 年	横浜甦生病院ホスピス勤務
2006 年	めぐみ在宅クリニック開設
2015 年	一般社団法人エンドオブライフ・ケア協会設立，同協会理事

日本死の臨床研究会世話人，企画委員長
日本緩和医療学会代議員，広報委員
神奈川ホスピス・緩和ケア交流会世話人
雑誌『ターミナルケア』編集同人

主な著作については191頁参考文献参照
著者ホームページ：http://www.bekkoame.ne.jp/~ta5111oz/
クリニックホームページ：http://www.megumizaitaku.jp/
エンドオブライフ・ケア協会ホームページ：https://endoflifecare.or.jp/

苦しむ患者さんから逃げない！
医療者のための 実践スピリチュアルケア

定価（本体2,600円＋税）

2008 年 3 月 25 日	第1版	著 者	小澤竹俊
2008 年 10 月 10 日	2 刷	発行者	梅澤俊彦
2009 年 6 月 5 日	3 刷	発行所	日本医事新報社
2009 年 11 月 10 日	4 刷		〒101-8718 東京都千代田区神田駿河台2-9
2011 年 5 月 25 日	5 刷		電話 （販売）03-3292-1555
2013 年 9 月 15 日	6 刷		（編集）03-3292-1557
2016 年 4 月 5 日	7 刷		振替口座　00100-3-25171
		印 刷	ラン印刷社

©Taketoshi Ozawa 2008 Printed in Japan
ISBN978-4-7849-4300-5　C3047　¥2600E

本書の複製権・翻訳権・上映権・譲渡権・公衆送信権（送信可能化権を含む）は（株）日本医事新報社が保有します。

JCOPY ＜(社)出版者著作権管理機構 委託出版物＞

本書の無断複写は著作権法上での例外を除き禁じられています．複写される場合は，そのつど事前に，(社)出版者著作権管理機構（電話 03-3513-6969，FAX 03-3513-6979，e-mail:info@jcopy.or.jp）の許諾を得てください．